KB119049

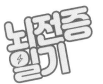

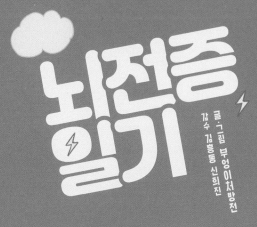

뇌전증일기

글·그림 부엉이처방전
감수 김홍동 신희진

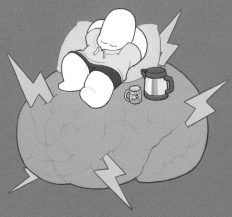

위즈덤하우스

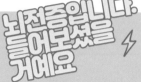

뇌전증입니다.
들어보셨을
거예요

개 무슨 병
있다면서?

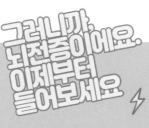

그러니까, 뇌전증이에요. 이제부터 들어보세요

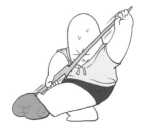

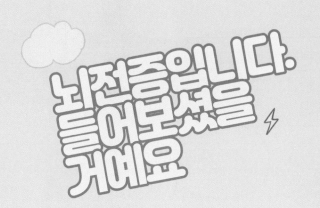

뇌전증입니다.
들어보셨을
거예요

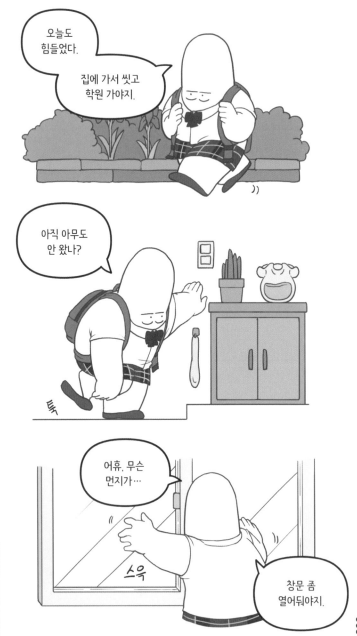

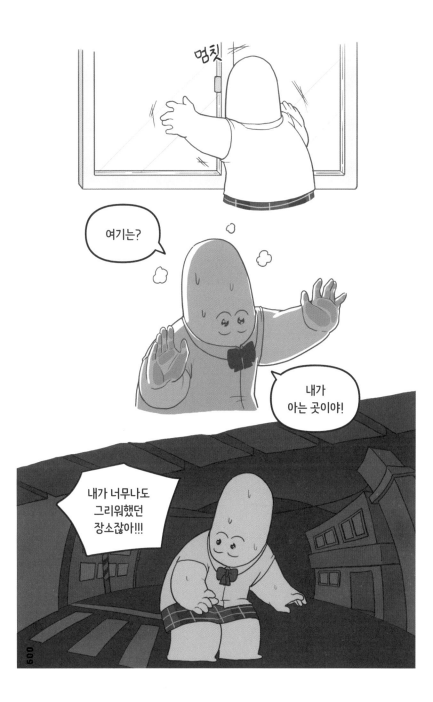

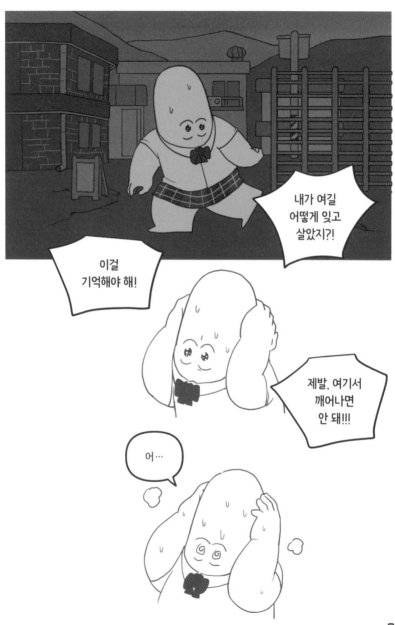

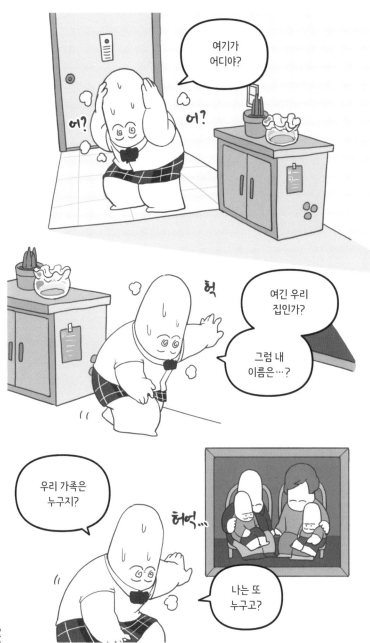

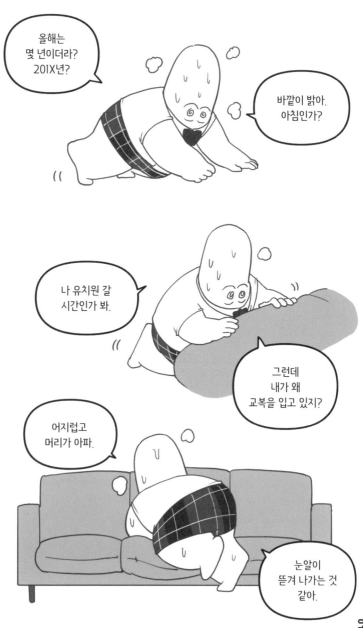

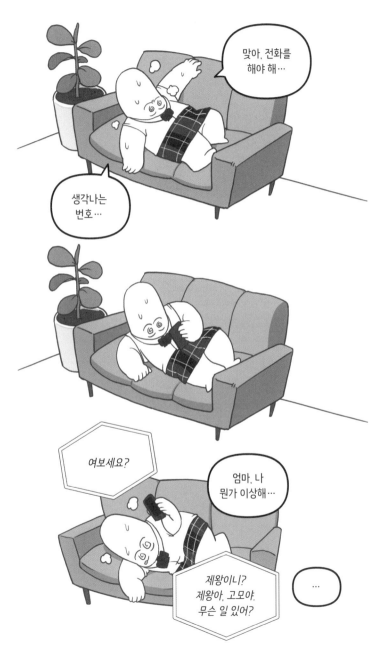

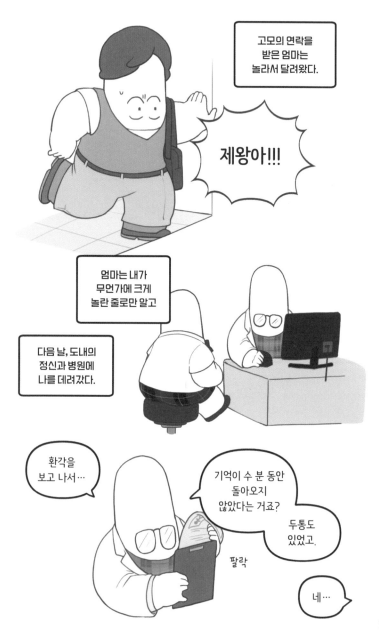

고모의 연락을 받은 엄마는 놀라서 달려왔다.

제왕아!!!

엄마는 내가 무언가에 크게 놀란 줄로만 알고

다음 날, 도내의 정신과 병원에 나를 데려갔다.

환각을 보고 나서…

기억이 수 분 동안 돌아오지 않았다는 거죠?

두통도 있었고.

팔락

네…

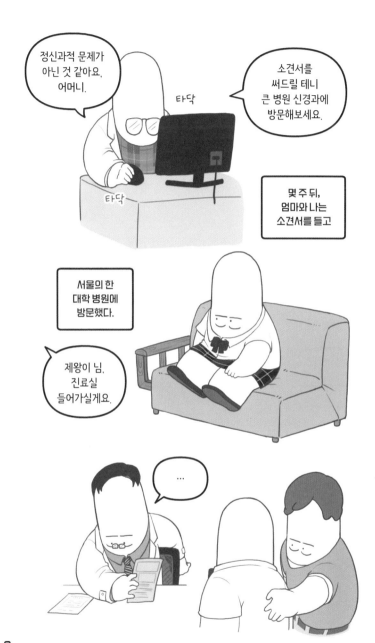

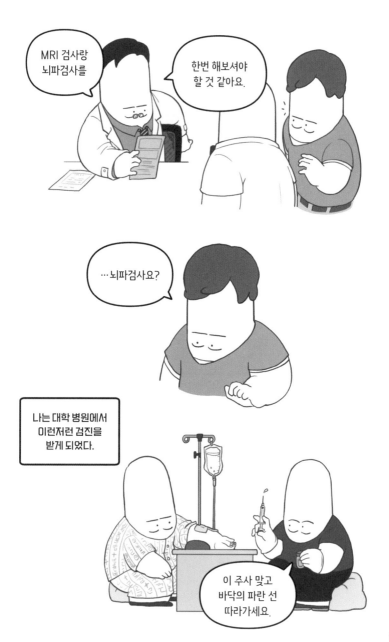

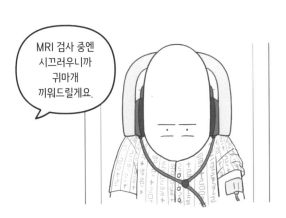

MRI 검사 중엔
시끄러우니까
귀마개
끼워드릴게요.

움직이지 마세요.
잠들어도
안 되고요.

ㅋㅋ 외계인한테
실험당하는
상상해야지.

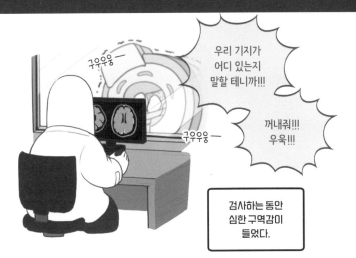

구우우웅—

구우우웅—

우리 기지가
어디 있는지
말할 테니까!!!

꺼내줘!!!
우욱!!!

검사하는 동안
심한 구역감이
들었다.

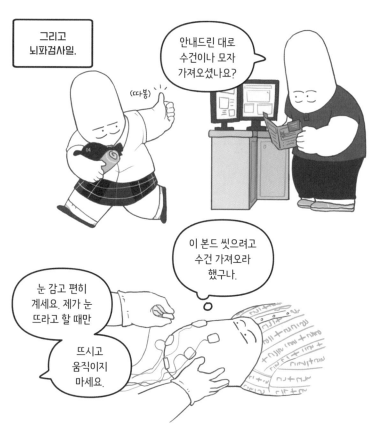

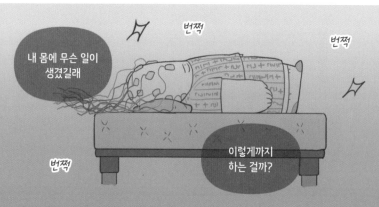

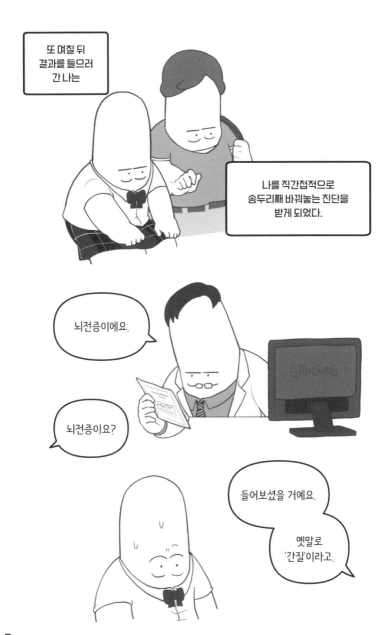

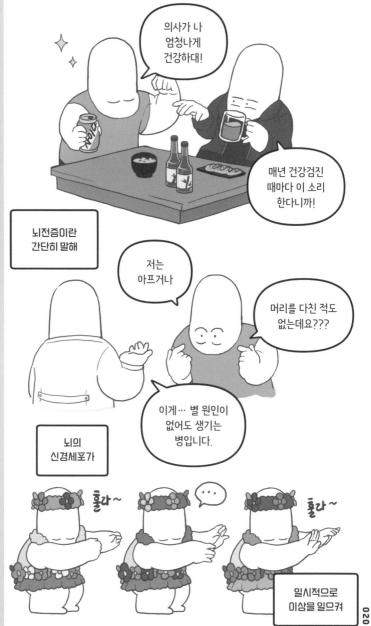

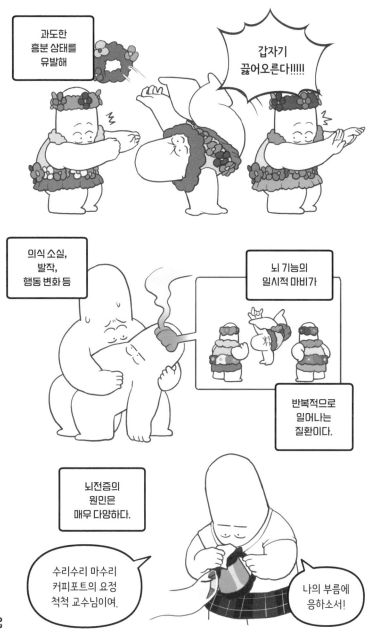

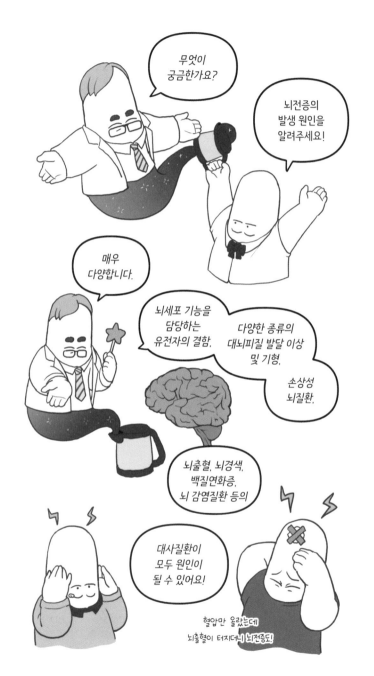

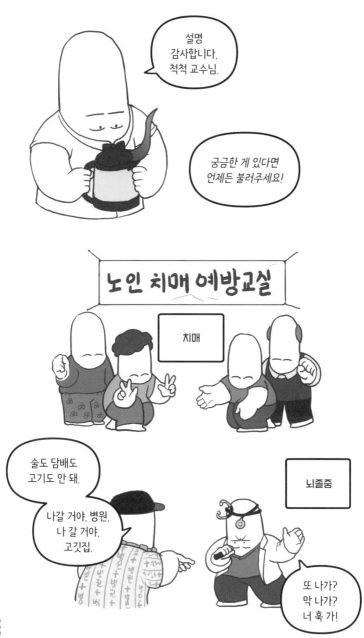

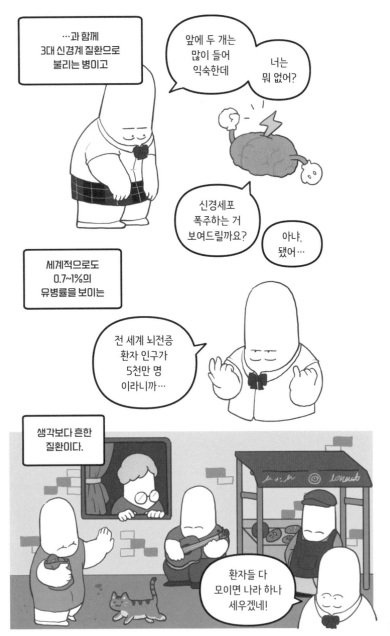

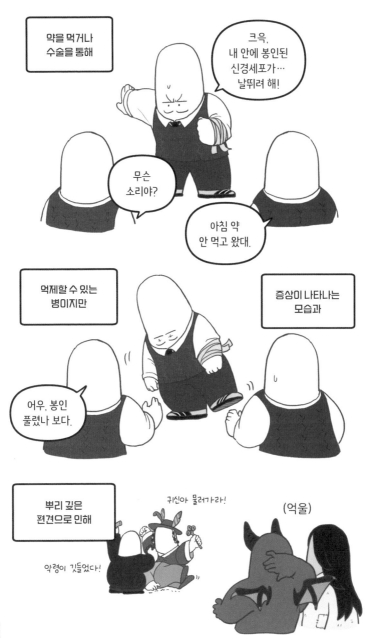

약을 먹거나 수술을 통해

크윽, 내 안에 봉인된 신경세포가… 날뛰려 해!

무슨 소리야?

아침 약 안 먹고 왔대.

억제할 수 있는 병이지만

증상이 나타나는 모습과

어우, 봉인 풀렸나 보다.

뿌리 깊은 편견으로 인해

귀신아 물러가라!

악령이 깃들었다!

(억울)

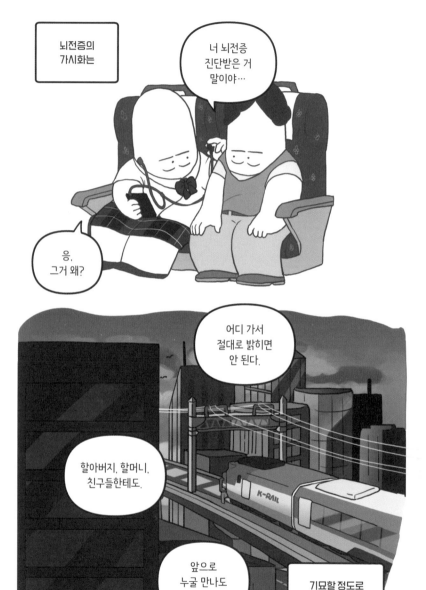

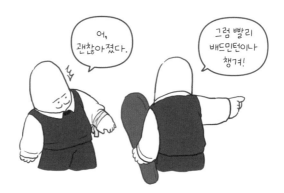

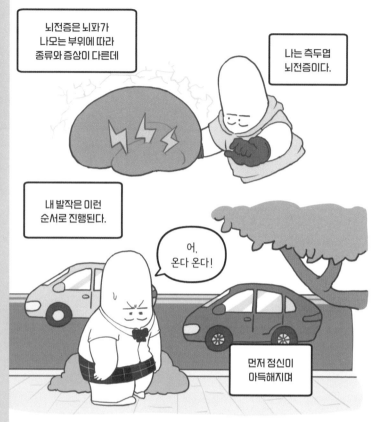

뇌전증은 뇌파가
나오는 부위에 따라
종류와 증상이 다른데

나는 측두엽
뇌전증이다.

내 발작은 이런
순서로 진행된다.

어,
온다 온다!

먼저 정신이
아득해지며

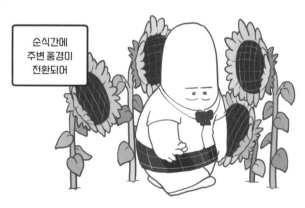

순식간에
주변 풍경이
전환되어

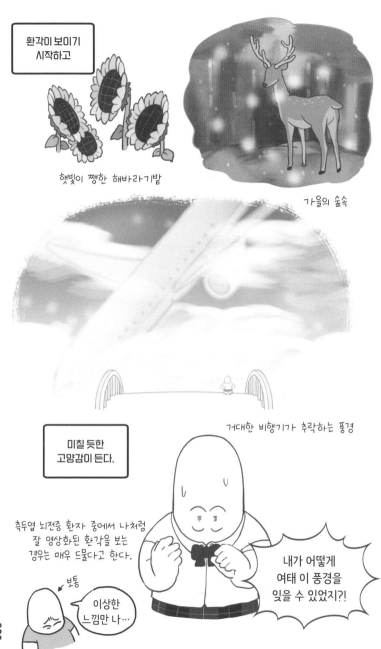

환각이 보이기 시작하고

햇빛이 쨍한 해바라기밭

가을의 숲속

거대한 비행기가 추락하는 풍경

미칠 듯한 고양감이 든다.

측두엽 뇌전증 환자 중에서 나처럼 잘 영상화된 환각을 보는 경우는 매우 드물다고 한다.

보통

이상한 느낌만 나...

내가 어떻게 여태 이 풍경을 잊을 수 있었지?!

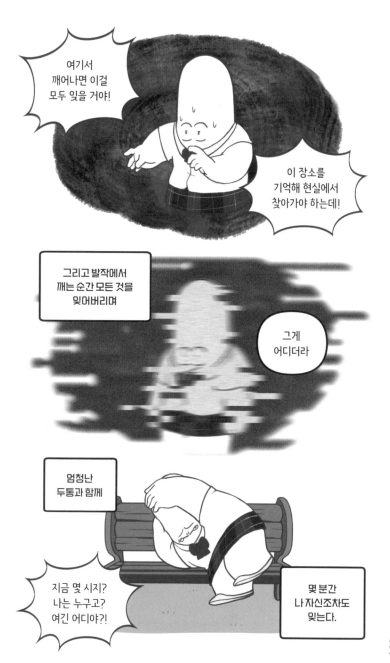

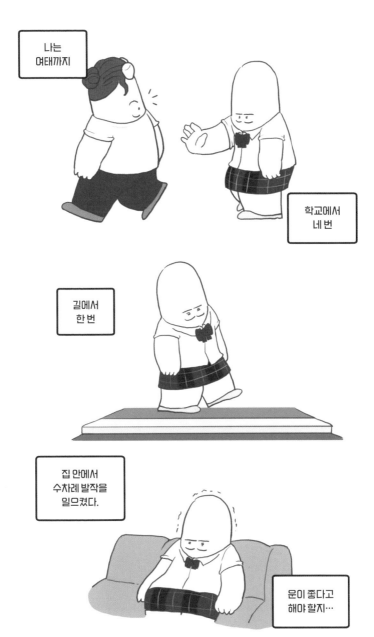

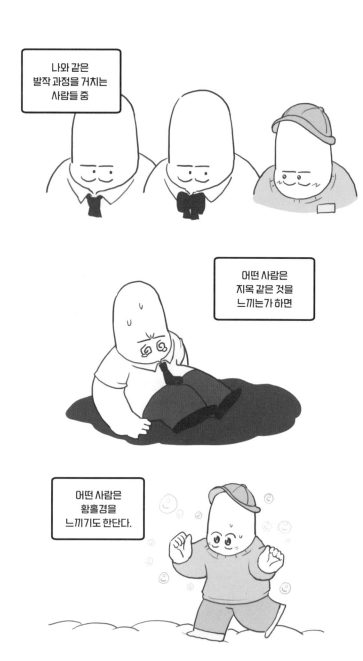

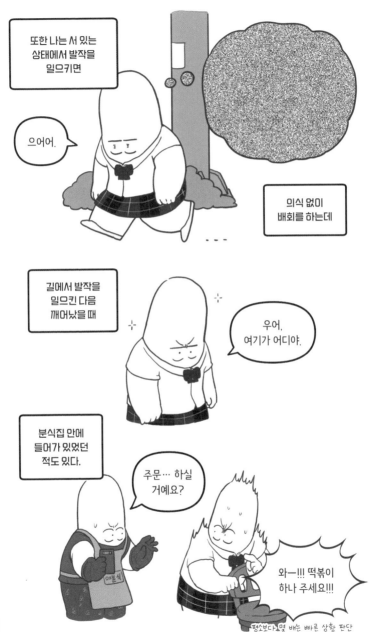

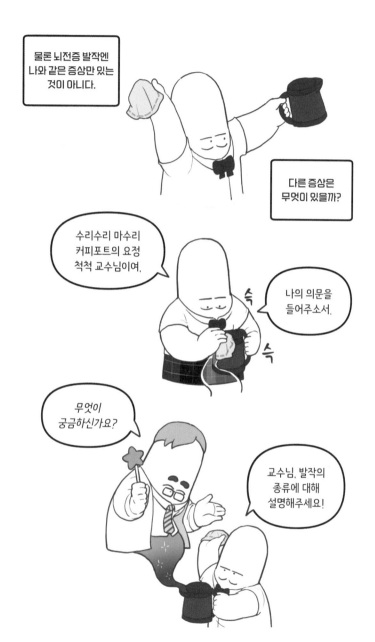

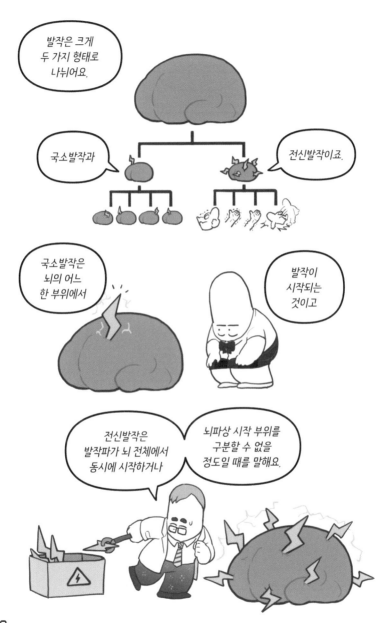

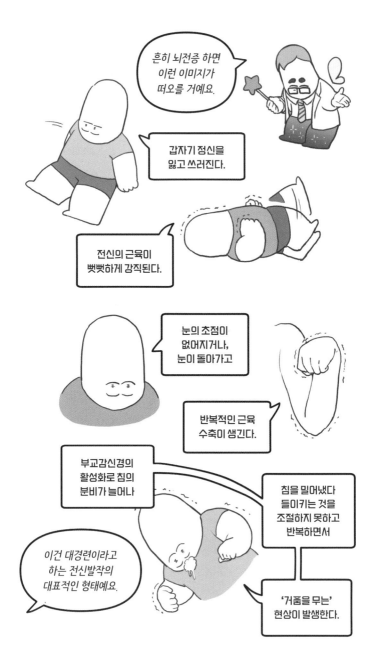

흔히 뇌전증 하면 이런 이미지가 떠오를 거예요.

갑자기 정신을 잃고 쓰러진다.

전신의 근육이 뻣뻣하게 강직된다.

눈의 초점이 없어지거나, 눈이 돌아가고

반복적인 근육 수축이 생긴다.

부교감신경의 활성화로 침의 분비가 늘어나

침을 밀어냈다 들이키는 것을 조절하지 못하고 반복하면서

이건 대경련이라고 하는 전신발작의 대표적인 형태예요.

'거품을 무는' 현상이 발생한다.

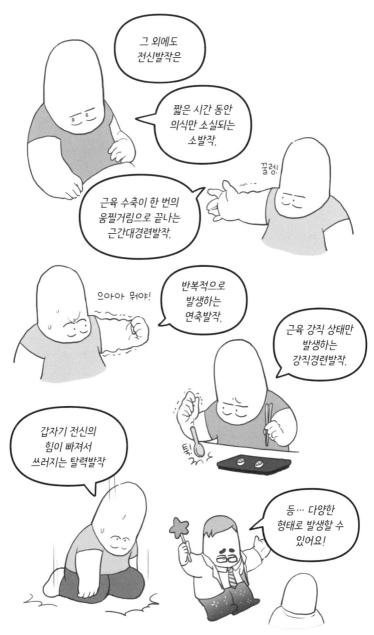

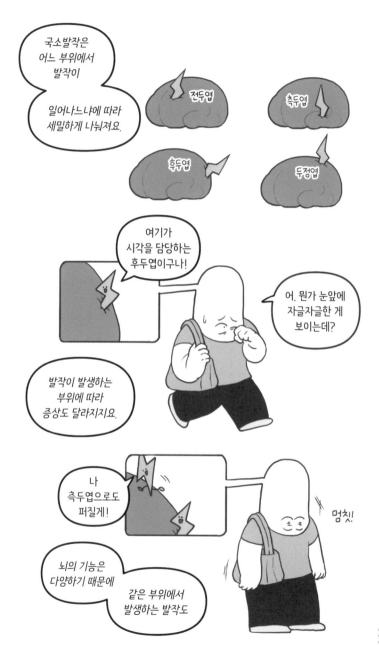

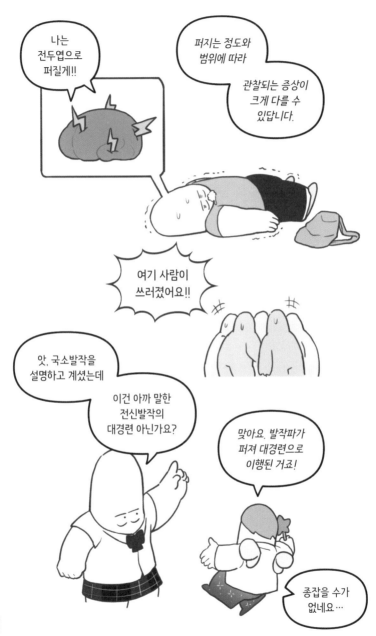

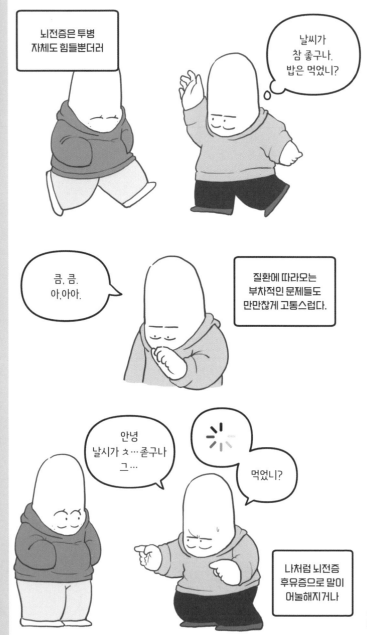

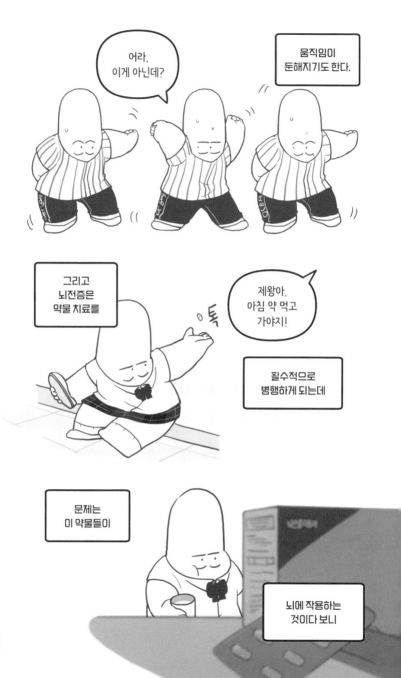

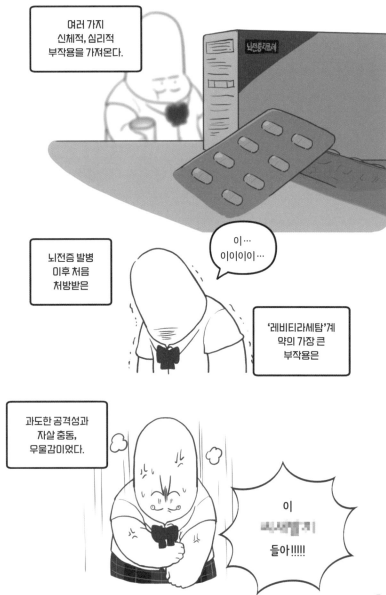

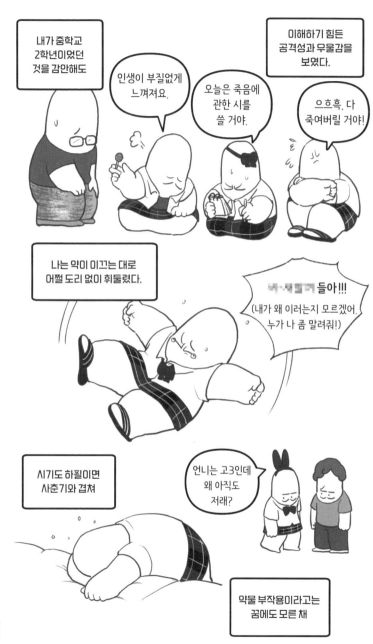

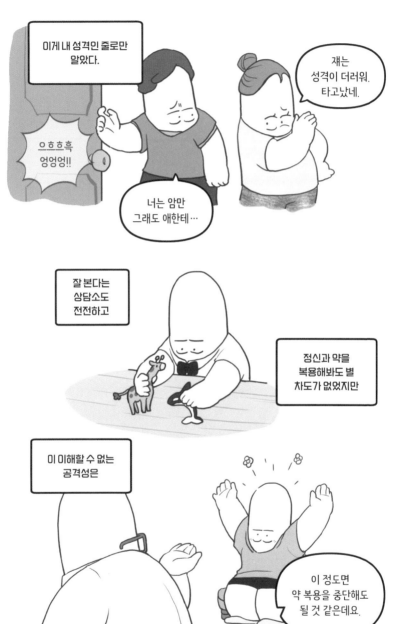

044

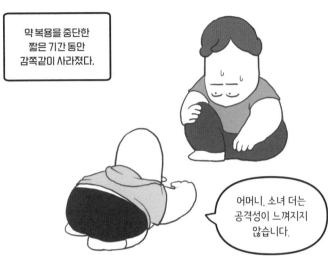

약 복용을 중단한 짧은 기간 동안 감쪽같이 사라졌다.

어머니, 소녀 더는 공격성이 느껴지지 않습니다.

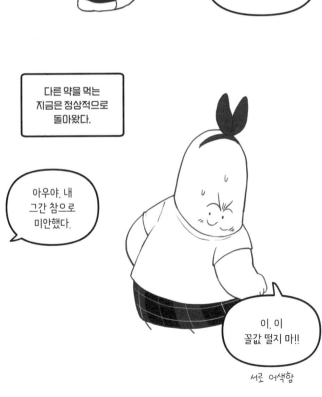

다른 약을 먹는 지금은 정상적으로 돌아왔다.

아우야, 내 그간 참으로 미안했다.

이, 이 꼴값 떨지 마!!

서로 어색함

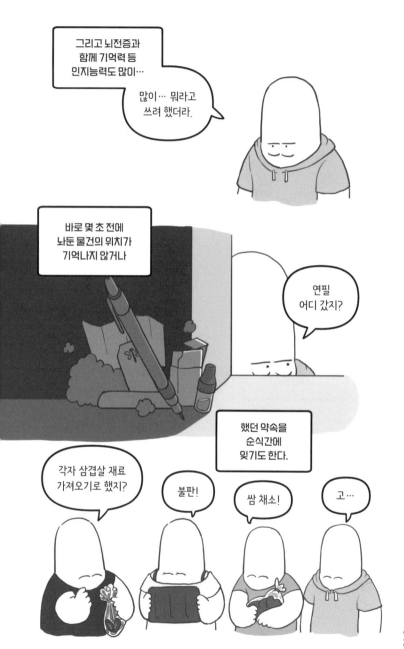

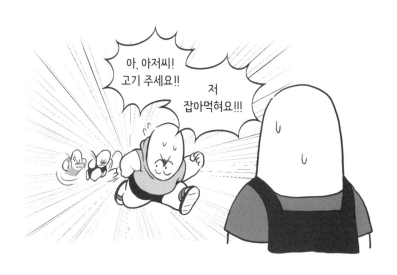

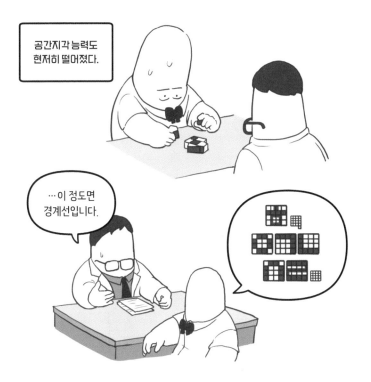

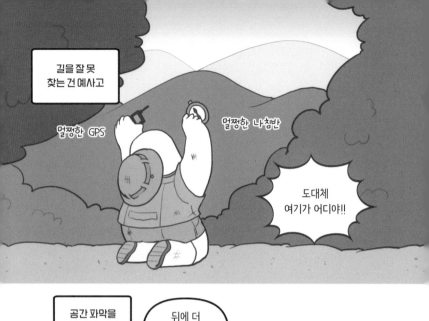

길을 잘못
찾는 건 예사고

멀쩡한 GPS

멀쩡한 나침반

도대체
여기가 어디야!!

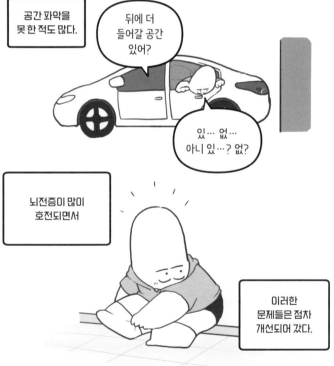

공간 파악을
못 한 적도 많다.

뒤에 더
들어갈 공간
있어?

있... 없...
아니 있...? 없?

뇌전증이 많이
호전되면서

이러한
문제들은 점차
개선되어 갔다.

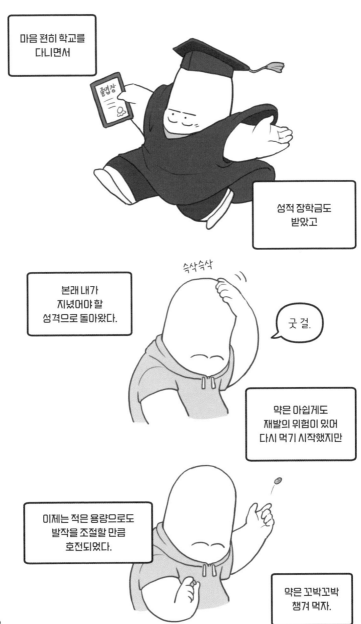

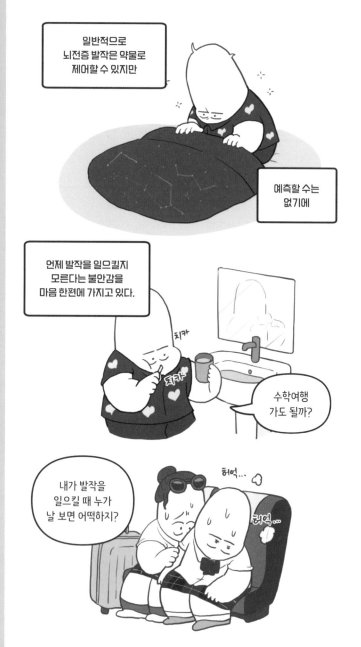

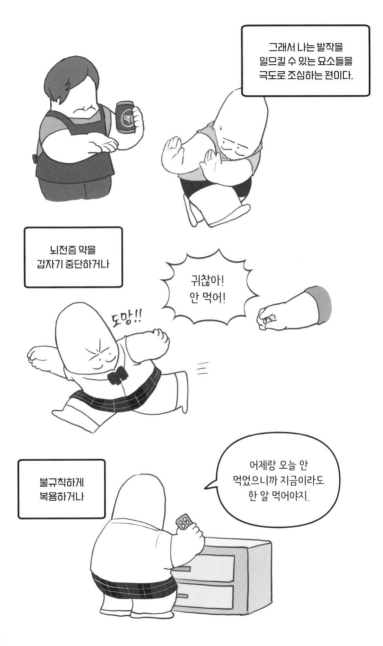

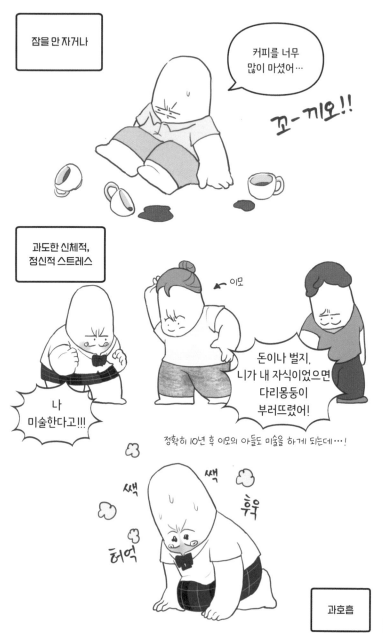

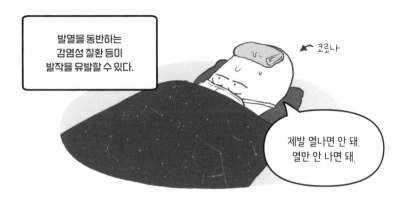

발열을 동반하는 감염성 질환 등이 발작을 유발할 수 있다.

← 코로나

제발 열나면 안 돼. 열만 안 나면 돼.

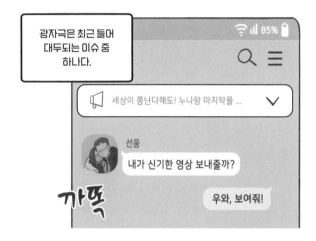

광자극은 최근 들어 대두되는 이슈 중 하나다.

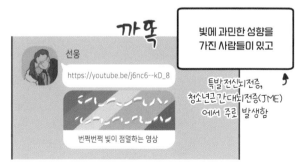

빛에 과민한 성향을 가진 사람들이 있고

특발전신뇌전증, 청소년근간대뇌전증(JME)에서 주로 발생함

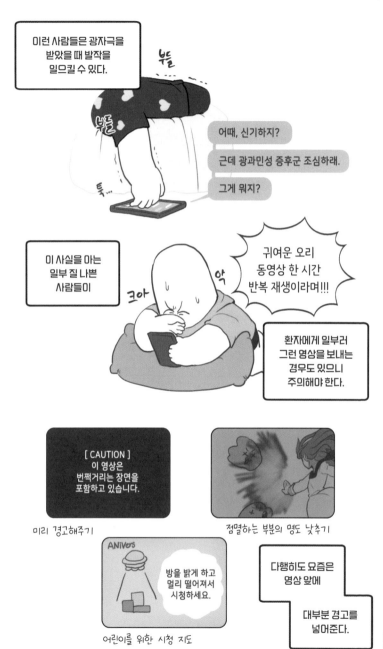

이런 사람들은 광자극을 받았을 때 발작을 일으킬 수 있다.

뿌들

뿌들

툭...

어때, 신기하지?

근데 광과민성 증후군 조심하래.

그게 뭐지?

이 사실을 아는 일부 질 나쁜 사람들이

크아

악

귀여운 오리 동영상 한 시간 반복 재생이라며!!!

환자에게 일부러 그런 영상을 보내는 경우도 있으니 주의해야 한다.

[CAUTION]
이 영상은
번쩍거리는 장면을
포함하고 있습니다.

미리 경고해주기

점멸하는 부분의 명도 낮추기

ANivers

방을 밝게 하고 멀리 떨어져서 시청하세요.

어린이를 위한 시청 지도

다행히도 요즘은 영상 앞에

대부분 경고를 넣어준다.

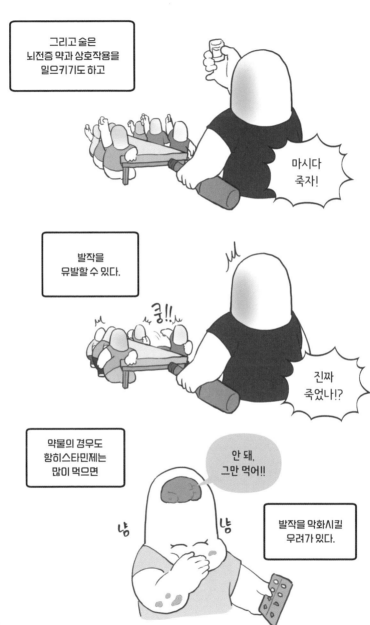

그리고 술은
뇌전증 약과 상호작용을
일으키기도 하고

마시다
죽자!

발작을
유발할 수 있다.

쿵!!

진짜
죽었나!?

약물의 경우도
항히스타민제는
많이 먹으면

안 돼,
그만 먹어!!

냠

냠

발작을 악화시킬
우려가 있다.

일부 한약 성분과
감기약 성분 중에도

의사와 상담하고 먹어요

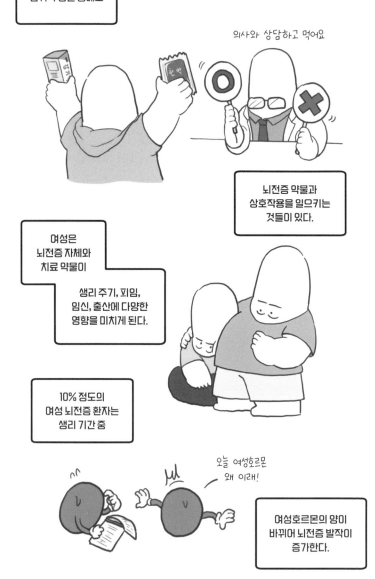

뇌전증 약물과
상호작용을 일으키는
것들이 있다.

여성은
뇌전증 자체와
치료 약물이

생리 주기, 피임,
임신, 출산에 다양한
영향을 미치게 된다.

10% 정도의
여성 뇌전증 환자는
생리 기간 중

오늘 여성호르몬
왜 이래!

여성호르몬의 양이
바뀌어 뇌전증 발작이
증가한다.

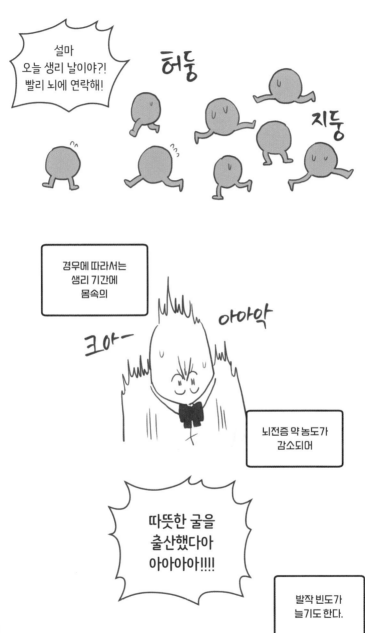

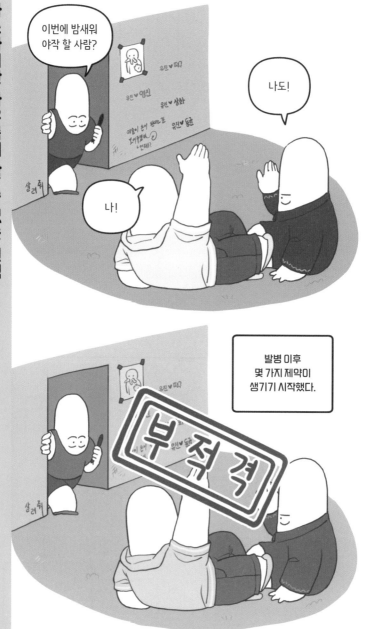

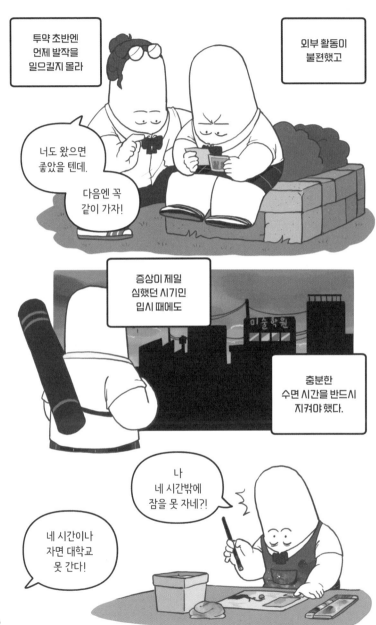

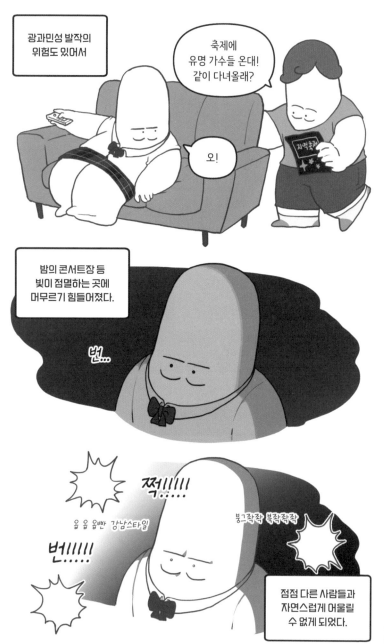

광과민성 발작의
위험도 있어서

축제에
유명 가수들 온대!
같이 다녀올래?

오!

밤의 콘서트장 등
빛이 점멸하는 곳에
머무르기 힘들어졌다.

번...

쩍!!!!!

읍 읍 읍빤 강남스타일

붕그작작 북작작작

번!!!!!

점점 다른 사람들과
자연스럽게 어울릴
수 없게 되었다.

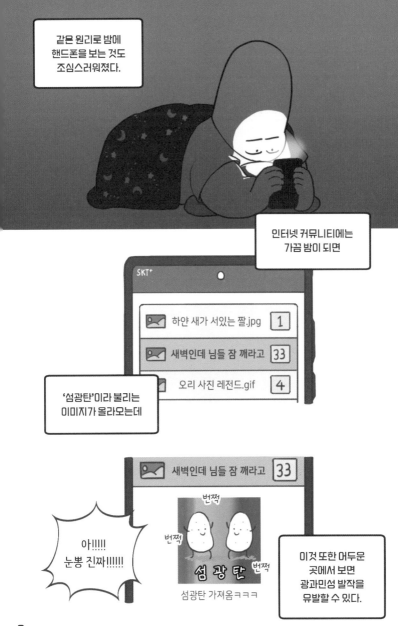

같은 원리로 밤에
핸드폰을 보는 것도
조심스러워졌다.

인터넷 커뮤니티에는
가끔 밤이 되면

SKT⁺

하얀 새가 서있는 짤.jpg   1

새벽인데 님들 잠 깨라고   33

오리 사진 레전드.gif   4

'섬광탄'이라 불리는
이미지가 올라오는데

새벽인데 님들 잠 깨라고   33

번쩍

번쩍

섬 광 탄   번쩍

섬광탄 가져옴ㅋㅋㅋ

아!!!!!
눈뽕 진짜!!!!!!

이것 또한 어두운
곳에서 보면
광과민성 발작을
유발할 수 있다.

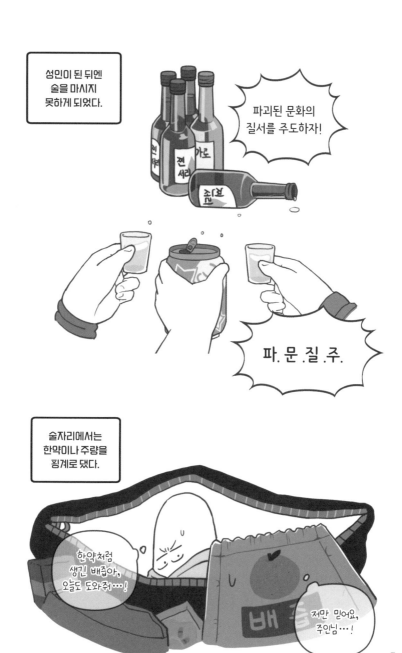

성인이 된 뒤엔
술을 마시지
못하게 되었다.

파괴된 문화의
질서를 주도하자!

파.문.질.주.

술자리에서는
한약이나 주량을
핑계로 댔다.

한약처럼
생긴 배즙아,
오늘도 도와줘…!

저만 믿어요,
주인님…!

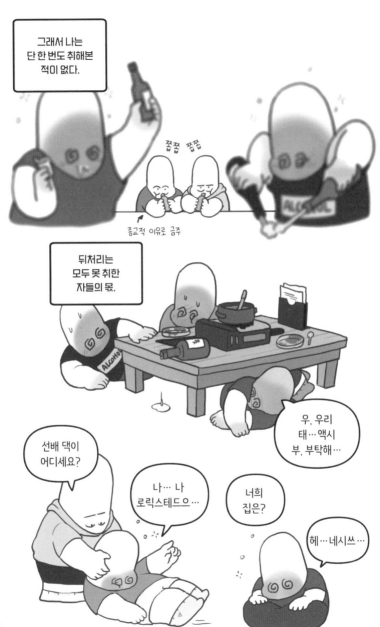

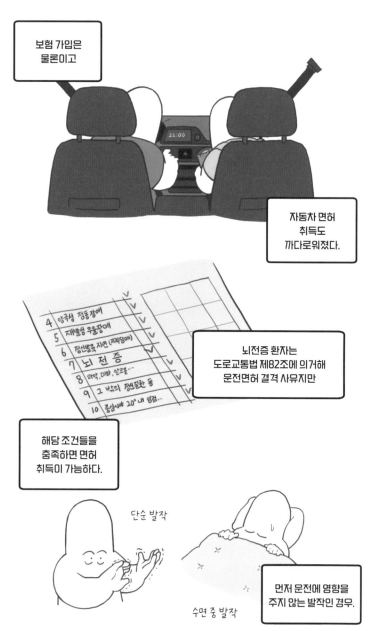

보험 가입은
물론이고

자동차 면허
취득도
까다로워졌다.

4 양극성 정동장애
5 재발성 우울장애
6 정신발육 지연 (지적장애)
7 뇌 전 증
8 마약, 대마, 알코올…
9 그 밖의 정신질환 등
10 정상시야 20° 내 암점…

뇌전증 환자는
도로교통법 제82조에 의거해
운전면허 결격 사유지만

해당 조건들을
충족하면 면허
취득이 가능하다.

단순 발작

수면 중 발작

먼저 운전에 영향을
주지 않는 발작인 경우.

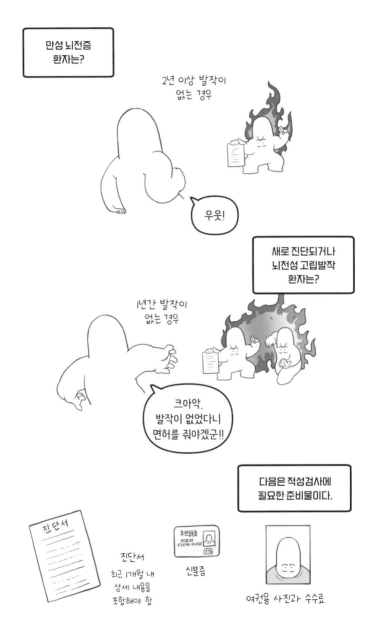

만성 뇌전증
환자는?

2년 이상 발작이
없는 경우

우웃!

새로 진단되거나
뇌전성 고립발작
환자는?

1년간 발작이
없는 경우

크아악.
발작이 없었다니
면허를 줘야겠군!!

다음은 적성검사에
필요한 준비물이다.

진단서

진단서
최근 1개월 내
상세 내용을
포함해야 함

신분증

여권용 사진2과 수수료

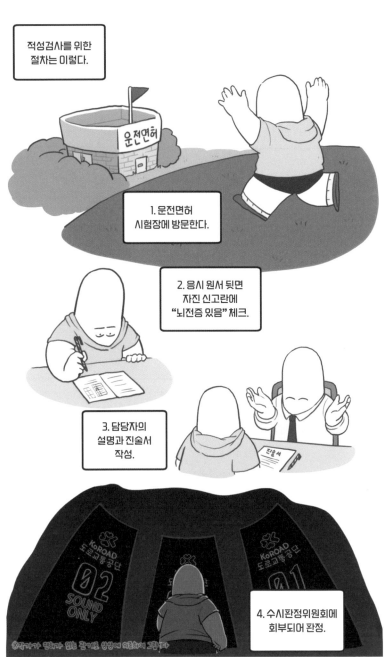

적성검사를 위한 절차는 이렇다.

운전면허

1. 운전면허 시험장에 방문한다.

2. 응시 원서 뒷면 자진 신고란에 "뇌전증 있음" 체크.

3. 담당자의 설명과 진술서 작성.

진술서

KoROAD 도로교통공단

02 SOUND ONLY

KoROAD 도로교통공단

01

4. 수시환정위원회에 회부되어 환정.

※작가가 연구가 없는 관계로 상상에 의존하여 그립니다

면허 취득 후에도
적성검사를 통해 면허를
계속 갱신해야 한다니…

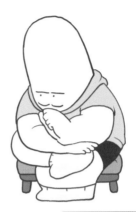

이 때문에 아직
면허가 없는 나는
가끔 생각한다.

좀비 사태가 벌어지면
어떻게
살아남지… 하고.

파쿠르로 건물 뛰어넘어 다니기

Ba   Ba

좀비를 먼저 공격하기

Ba

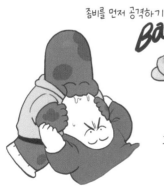

그냥 빨리 좀비 되어
사람 먹고 배부르기
(제일 좋은 선택 같음)

걔 무슨 병
있다면서?

다시 말하지만 뇌전증은 특유의 증상 때문에

인식이 아주 좋지 않은 병이다.

내가 죽을 병이라도 걸린 양

어머니는 슬퍼했고

다음 날부터 뇌전증에 관한 정보를 찾으며

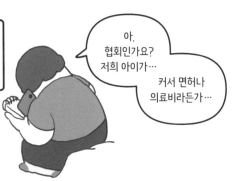

아, 협회인가요? 저희 아이가…

커서 면허나 의료비라든가…

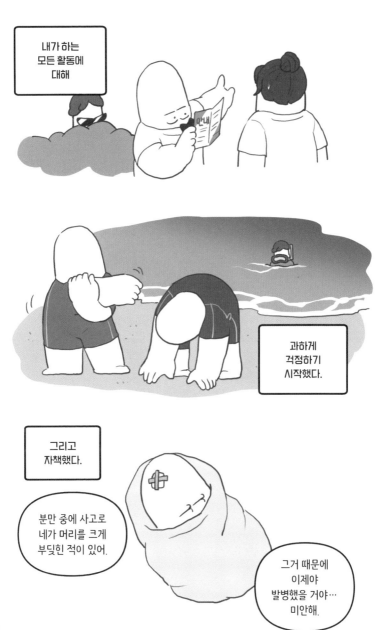

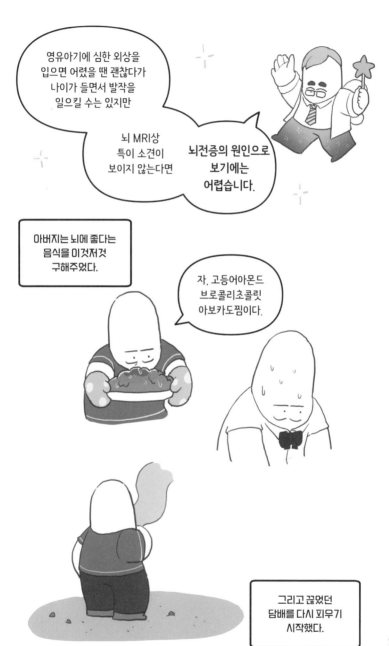

영유아기에 심한 외상을
입으면 어렸을 땐 괜찮다가
나이가 들면서 발작을
일으킬 수는 있지만

뇌 MRI상
특이 소견이
보이지 않는다면

뇌전증의 원인으로
보기에는
어렵습니다.

아버지는 뇌에 좋다는
음식을 이것저것
구해주었다.

자, 고등어아몬드
브로콜리초콜릿
아보카도찜이다.

그리고 끊었던
담배를 다시 피우기
시작했다.

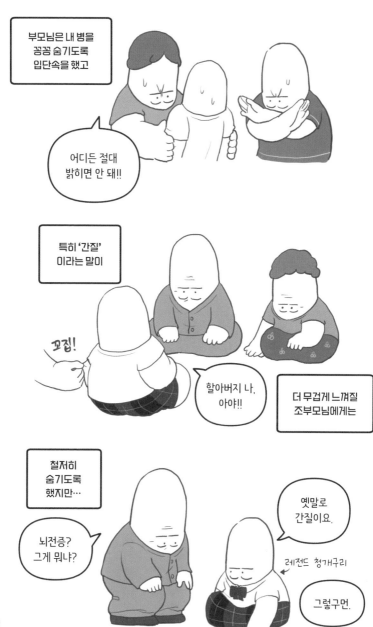

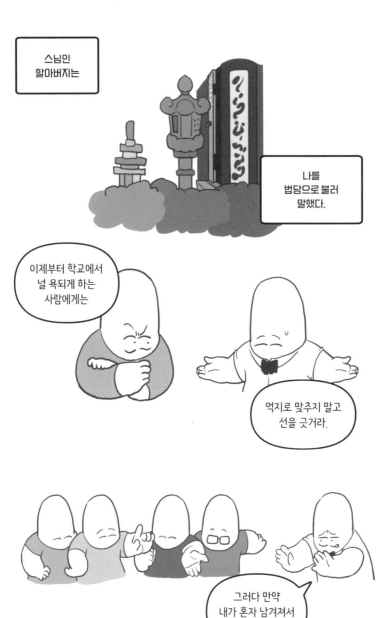

스님인
할아버지는

나를
법당으로 불러
말했다.

이제부터 학교에서
널 욕되게 하는
사람에게는

억지로 맞추지 말고
선을 긋거라.

그러다 만약
내가 혼자 남겨져서
외톨이가 되면?

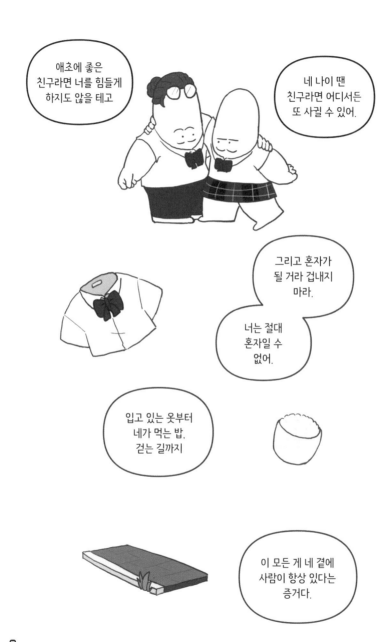

할머니와는
춤을 췄다.

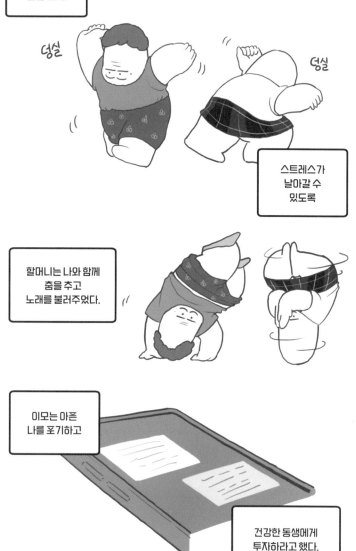

스트레스가
날아갈 수
있도록

할머니는 나와 함께
춤을 추고
노래를 불러주었다.

이모는 아예
나를 포기하고

건강한 동생에게
투자하라고 했다.

내가 불치병에
걸린 것도 아닌데
좀 많이 서글펐다.

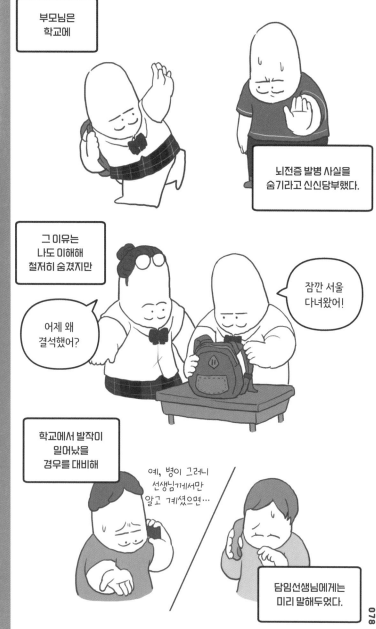

부모님은
학교에

뇌전증 발병 사실을
숨기라고 신신당부했다.

그 이유는
나도 이해해
철저히 숨겼지만

잠깐 서울
다녀왔어!

어제 왜
결석했어?

학교에서 발작이
일어났을
경우를 대비해

예, 병이 그러니
선생님께서만
알고 계셨으면…

담임선생님에게는
미리 말해두었다.

여기서 한 가지
깨달은 것은

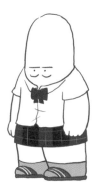

우리 학교
교사들은 딱히

걔 간질병
있다면서요!

비밀을 지킬
생각이 없었다는
사실이다.

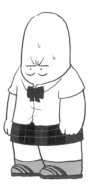

진짜요?
내 수업 때 쓰러질까
무섭네!

낮말은
새가 듣고

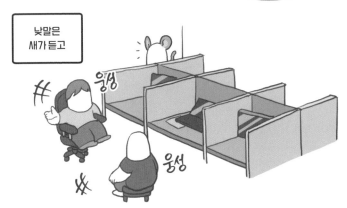

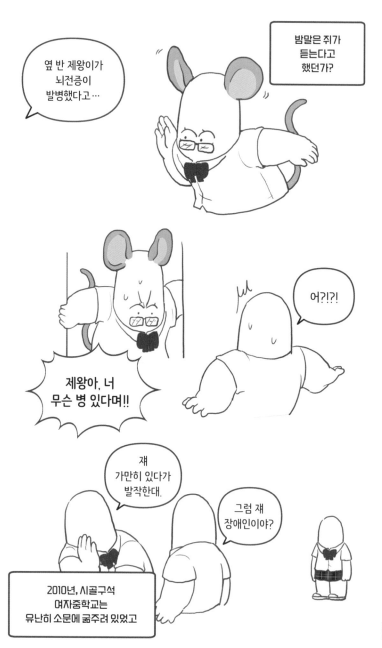

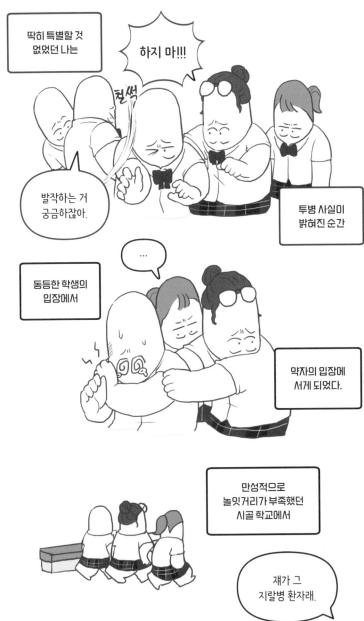

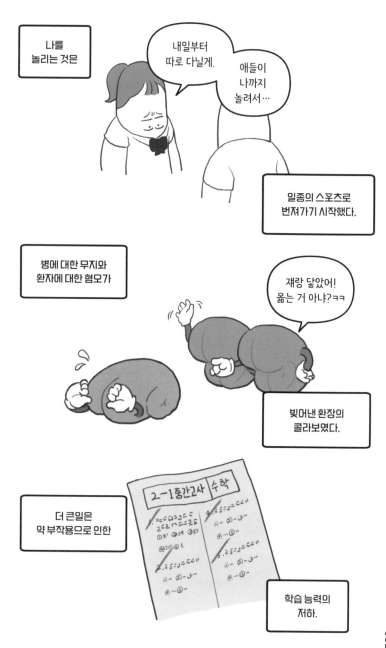

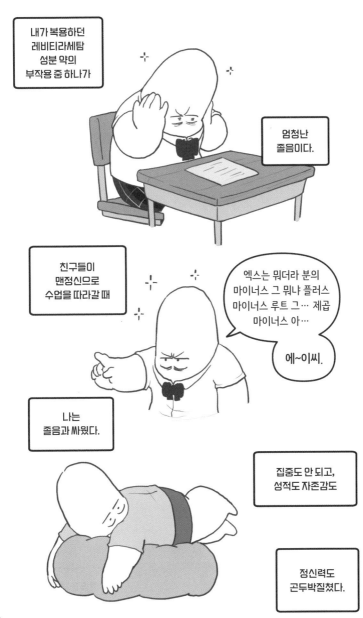

내가 복용하던
레비티라세탐
성분 약의
부작용 중 하나가

엄청난
졸음이다.

친구들이
맨정신으로
수업을 따라갈 때

엑스는 뭐더라 분의
마이너스 그 뭐냐 플러스
마이너스 루트 그… 제곱
마이너스 아…

에~이씨.

나는
졸음과 싸웠다.

집중도 안 되고,
성적도 자존감도

정신력도
곤두박질쳤다.

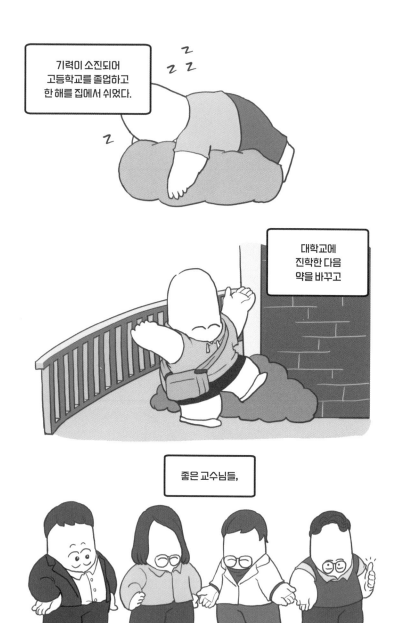

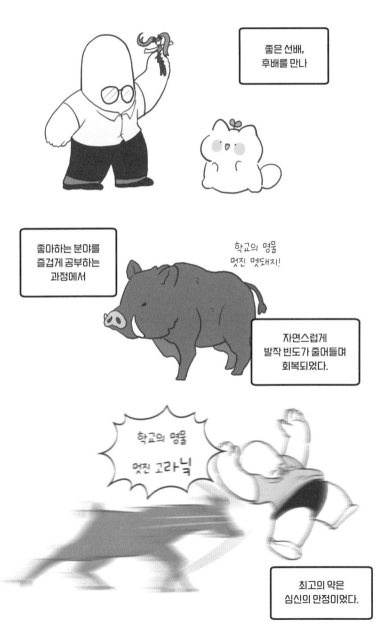

좋은 선배,
후배를 만나

좋아하는 분야를
즐겁게 공부하는
과정에서

학교의 명물
멋진 멧돼지!

자연스럽게
발작 빈도가 줄어들며
회복되었다.

학교의 명물

멋진 고라닉

최고의 약은
심신의 안정이었다.

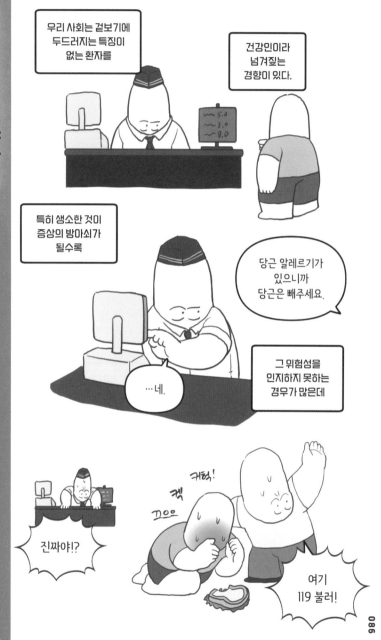

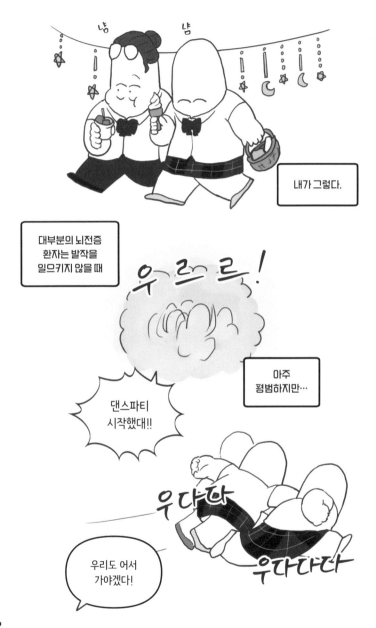

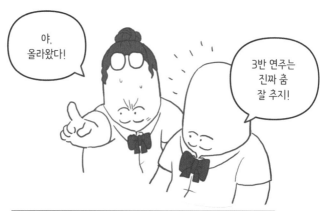

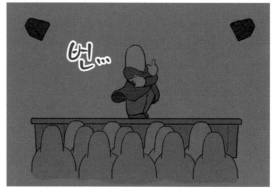

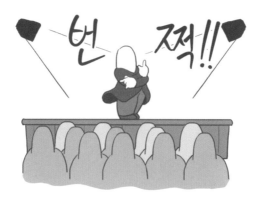

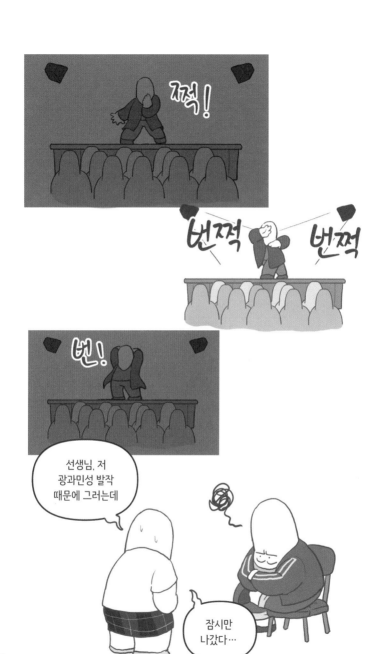

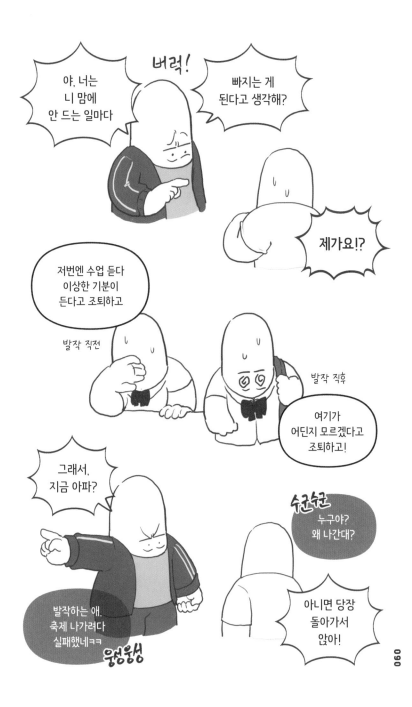

060

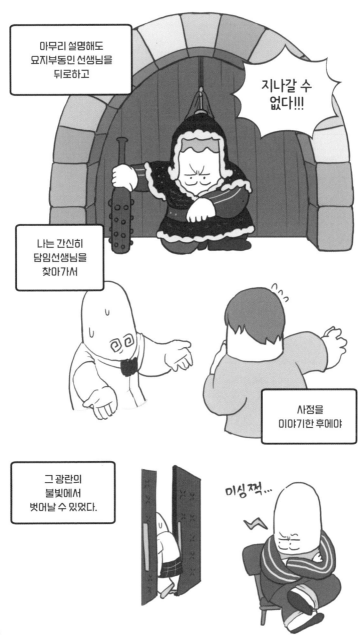

아무리 설명해도
요지부동인 선생님을
뒤로하고

지나갈 수
없다!!!

나는 간신히
담임선생님을
찾아가서

사정을
이야기한 후에야

그 광란의
불빛에서
벗어날 수 있었다.

이상적...

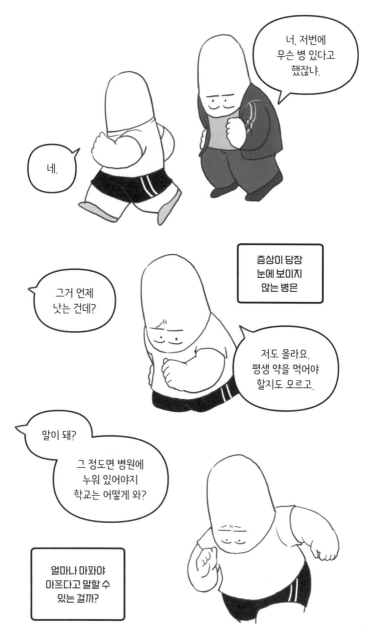

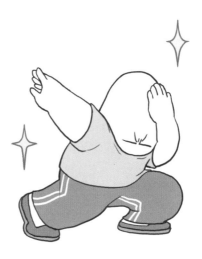

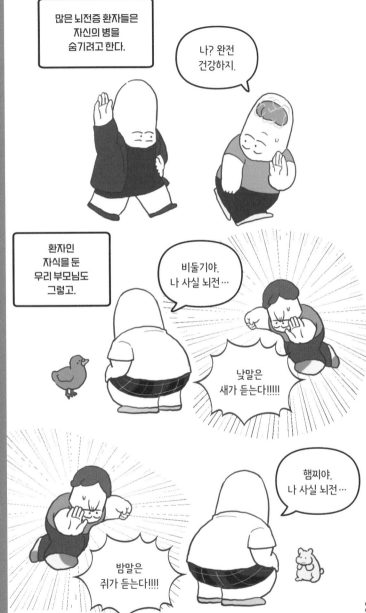

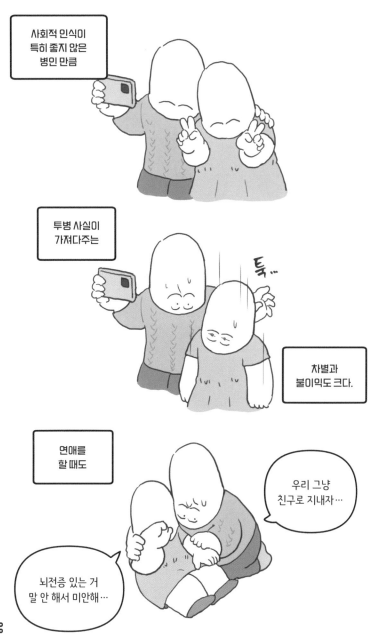

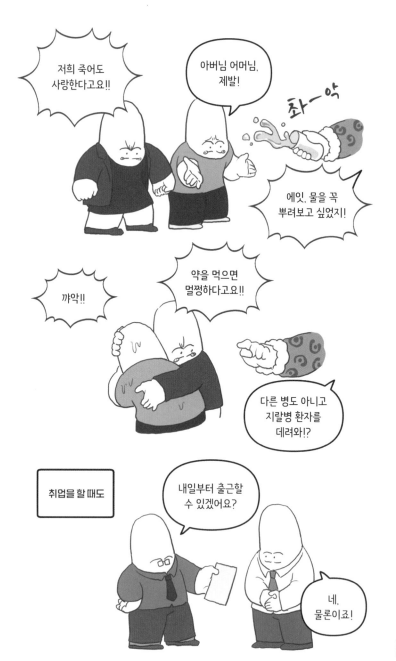

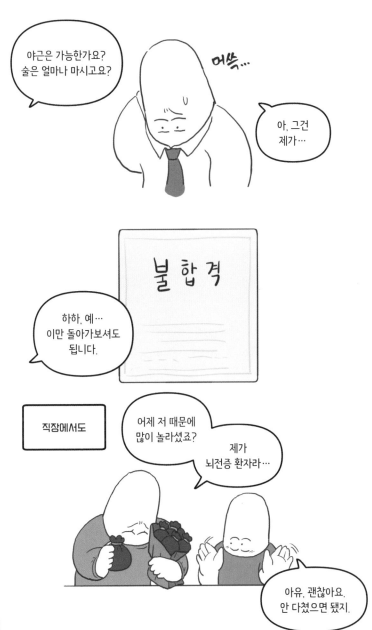

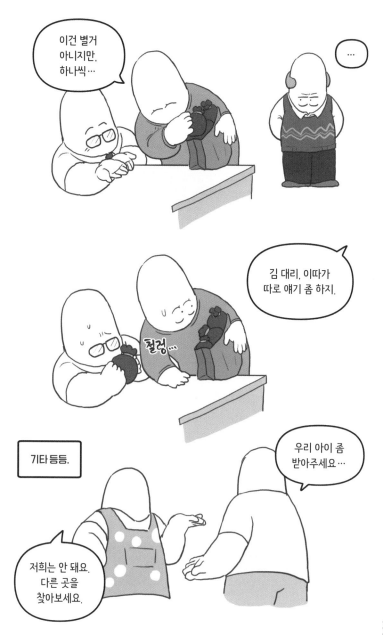

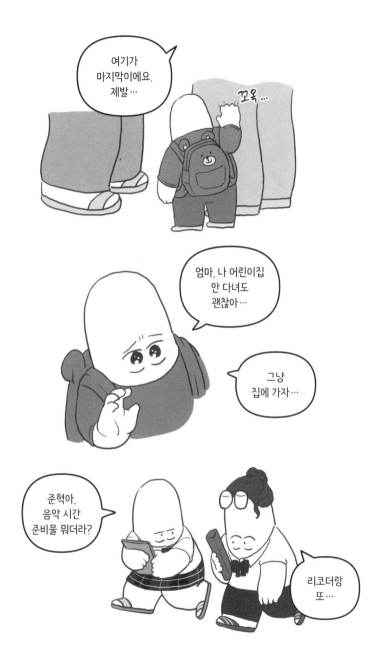

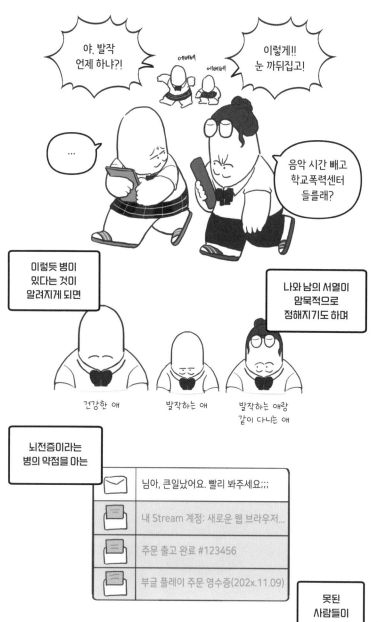

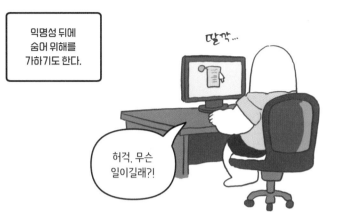

익명성 뒤에 숨어 위해를 가하기도 한다.

딸깍...

허걱, 무슨 일이길래?!

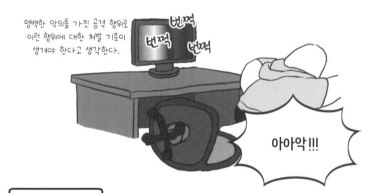

명백한 악의를 가진 공격 행위로 이런 행위에 대한 처벌 기준이 생겨야 한다고 생각한다.

번쩍 번쩍 번쩍

아아악!!!

그래서 나는 얼마 전까지만 해도

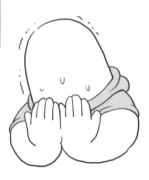

내 병을 숨기고자 했었다.

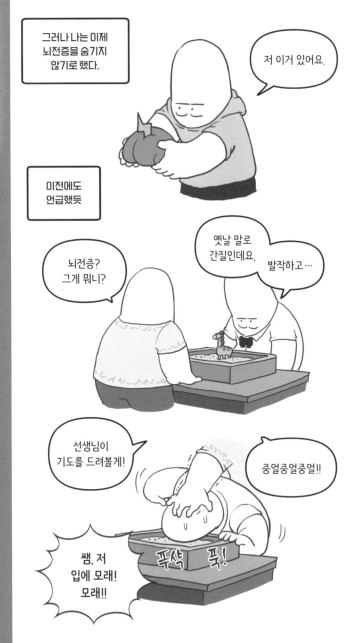

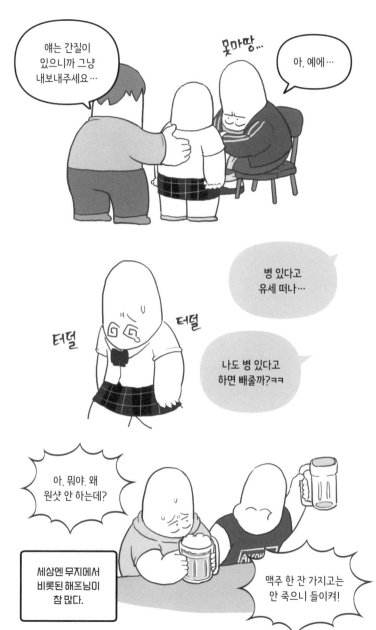

내가 발병했던
2010년에는

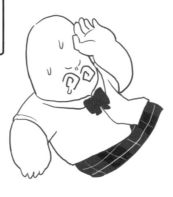

정보가 턱없이
부족했다.

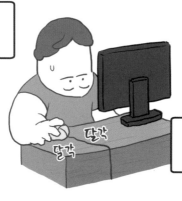

부모님은
온 인터넷을
뒤지고

수소문을 하고
발품을 팔아서

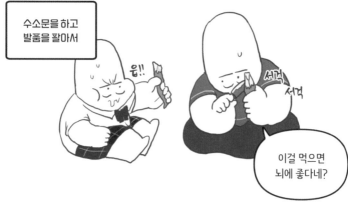

이걸 먹으면
뇌에 좋다네?

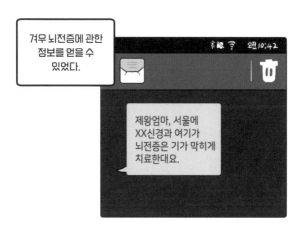

겨우 뇌전증에 관한 정보를 얻을 수 있었다.

제왕엄마, 서울에 XX신경과 여기가 뇌전증은 기가 막히게 치료한대요.

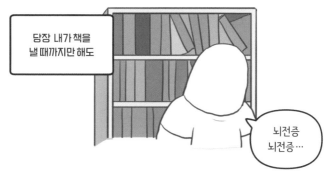

당장 내가 책을 낼 때까지만 해도

뇌전증 뇌전증…

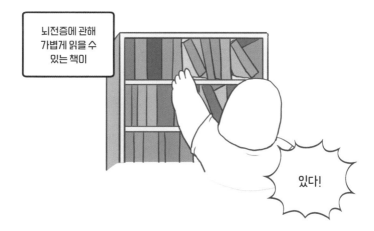

뇌전증에 관해 가볍게 읽을 수 있는 책이

있다!

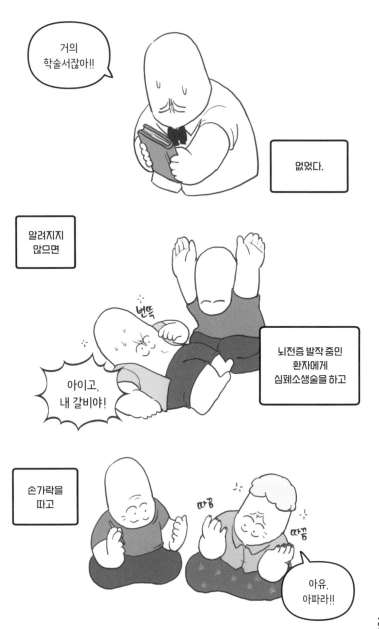

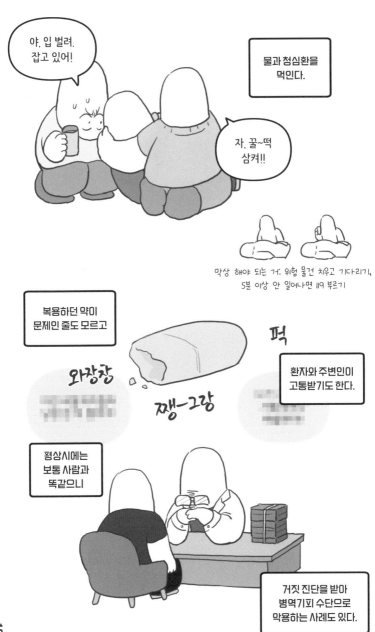

그럴수록
진짜 환자들은 더
음지로 숨게 된다.

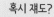
혹시 쟤도?

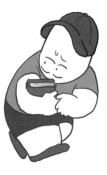

30% 정도의
난치성 뇌전증*
환자들을 제외하면

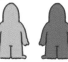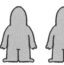

보통은 약물로
제어가 되는
질환인데도

* 뇌전증 약을 복용해도 경련이 일어나는 환자들

불치병이라는
인식도 강했다.

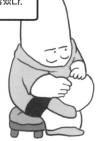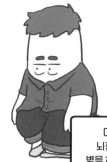

아니, 아예
뇌전증이라는
병을 처음 들어보는
사람도 있었다.

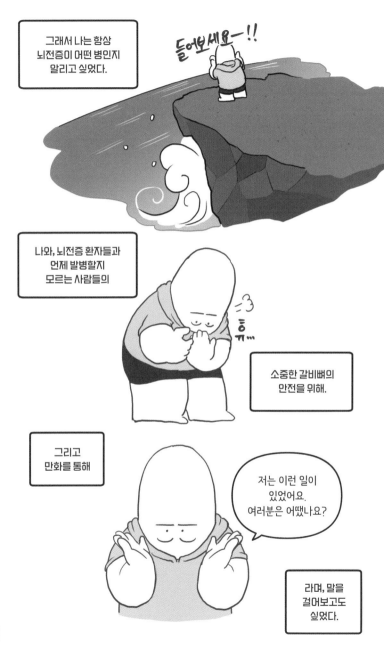

그래서 나는 항상 뇌전증이 어떤 병인지 알리고 싶었다.

들어보세요ー!!

나와, 뇌전증 환자들과 언제 발병할지 모르는 사람들의

소중한 갈비뼈의 안전을 위해.

그리고 만화를 통해

저는 이런 일이 있었어요. 여러분은 어땠나요?

라며, 말을 걸어보고도 싶었다.

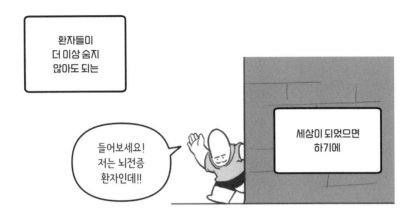

환자들이
더 이상 숨지
않아도 되는

들어보세요!
저는 뇌전증
환자인데!!

세상이 되었으면
하기에

나부터 숨지
않기로 했다.

안 빠지나 …

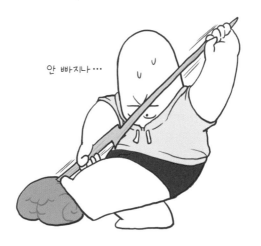

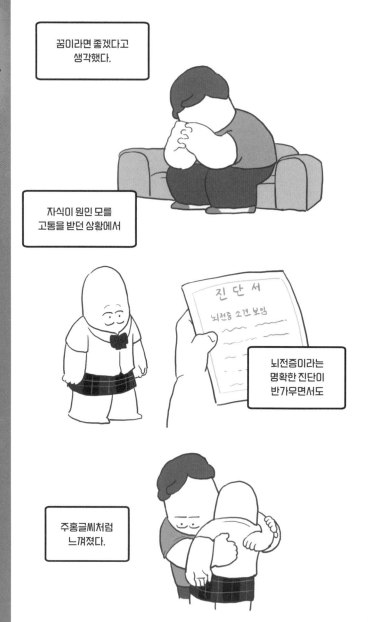

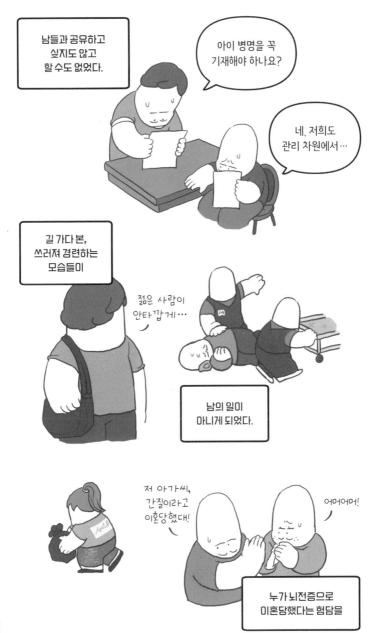

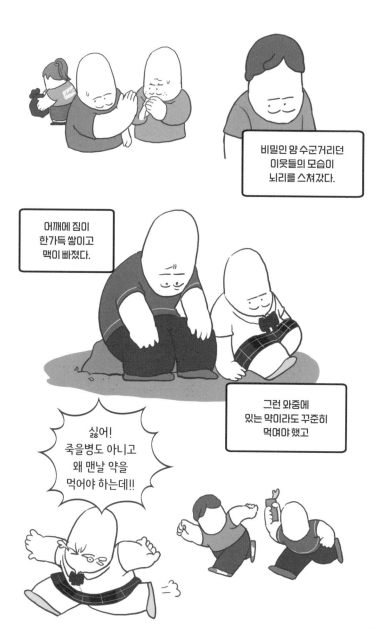

비밀인 양 수군거리던
이웃들의 모습이
뇌리를 스쳐갔다.

어깨에 짐이
한가득 쌓이고
맥이 빠졌다.

그런 와중에
있는 약이라도 꾸준히
먹여야 했고

싫어!
죽을병도 아니고
왜 맨날 약을
먹어야 하는데!!

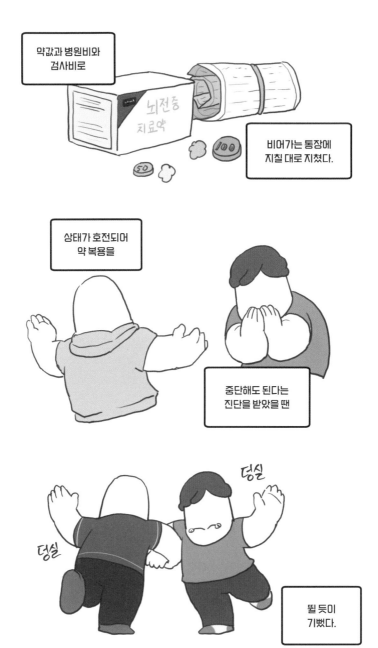

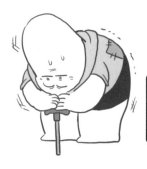

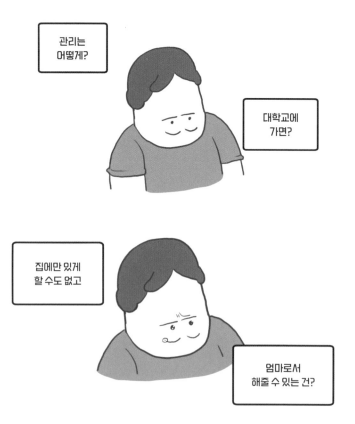

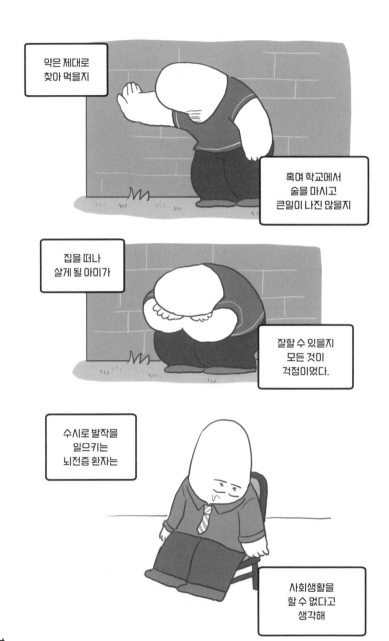

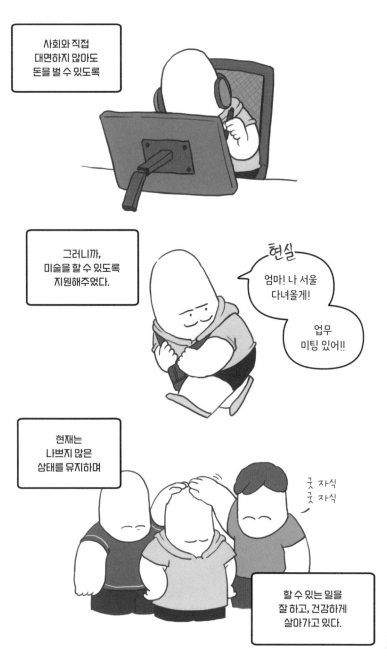

사회와 직접
대면하지 않아도
돈을 벌 수 있도록

그러니까,
미술을 할 수 있도록
지원해주었다.

현실

엄마! 나 서울
다녀올게!

업무
미팅 있어!!

현재는
나쁘지 않은
상태를 유지하며

굿 자식
굿 자식

할 수 있는 일을
잘 하고, 건강하게
살아가고 있다.

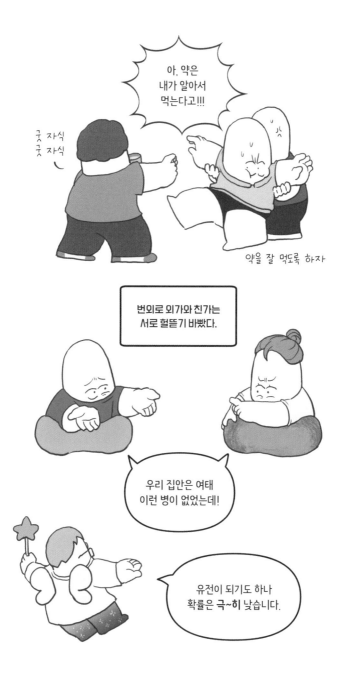

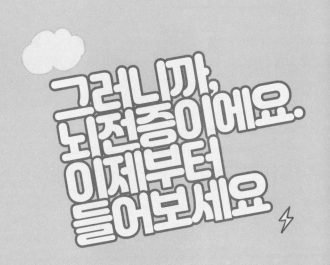

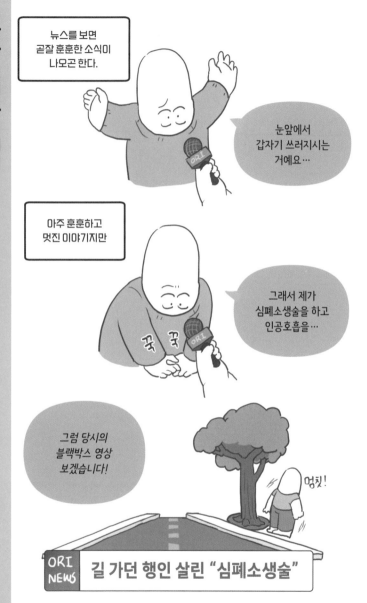

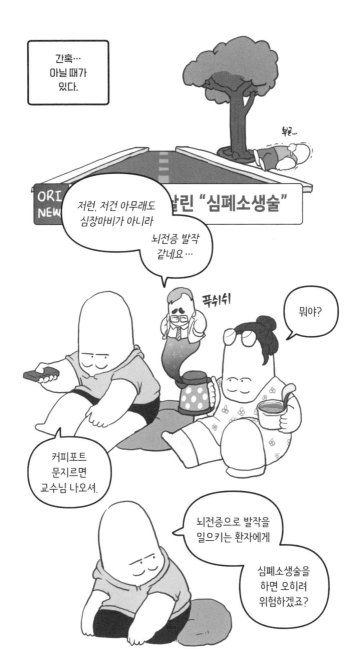

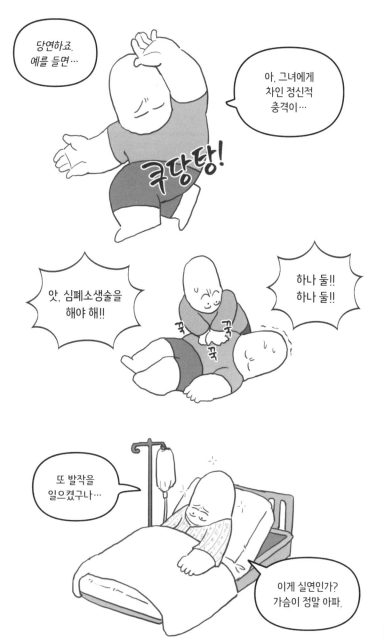

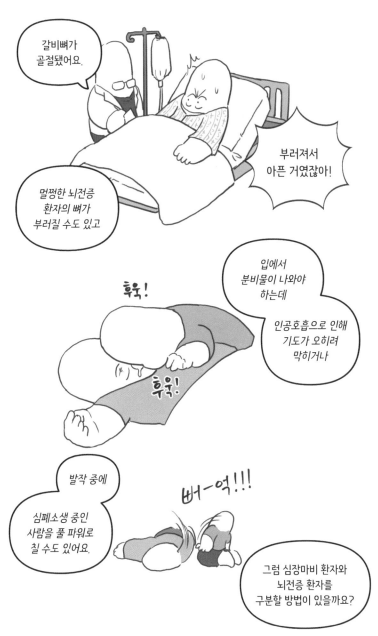

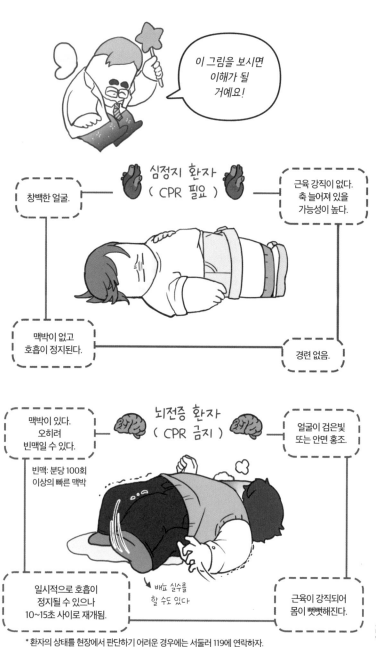

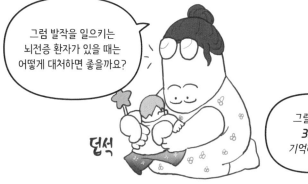

그럼 발작을 일으키는 뇌전증 환자가 있을 때는 어떻게 대처하면 좋을까요?

덥석

그럴 때는 **3S**만 기억하세요!

STAY 함께

**발작이 끝날 때까지
함께 있어주세요.**

* 침착하게 발작 시간을 체크해주세요.
(대부분의 발작은 수 초~수 분 내로 끝나요)

* 가능하다면 발작하는 모습을 영상으로
남긴 뒤 당사자나 의료진에게
전달하면 좋아요.

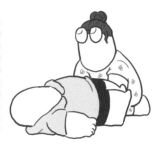

SAFE 안전하게

안전하게 지켜주세요.

* 위험하거나 날카로운 물건을
멀리 치워주세요.

* 깨어날 때까지 옆에 함께 있어주세요.

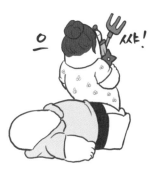

오 쌰!

SIDE 옆으로

**의식이 없을 경우
옆으로 눕혀주세요.**

* 기도가 막히지 않게 부드러운 것으로
머리를 받쳐주며 목 주변의 옷을
느슨하게 해주세요

* 최대한 편안한 상태를 만들어주세요.

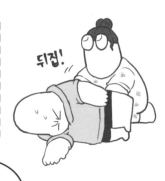

물이나 청심환,
수건, 거즈 등 입 안에
아무것도 넣지 마세요!

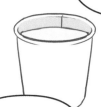

꽉 잡지 마세요!
발작은 멈추지 않아요.

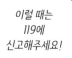

이럴 때는
119에
신고해주세요!

- 발작이 **5분 이상** 지속될 때.
- 발작이 끝났음에도 평소처럼 돌아오지 않을 때.
- 임신 중이거나 아프거나 다쳤을 때.
- 생전 처음 발작이 일어났을 때.
- **호흡곤란**이 지속될 때.
- 물속에서 발작이 일어났을 때.

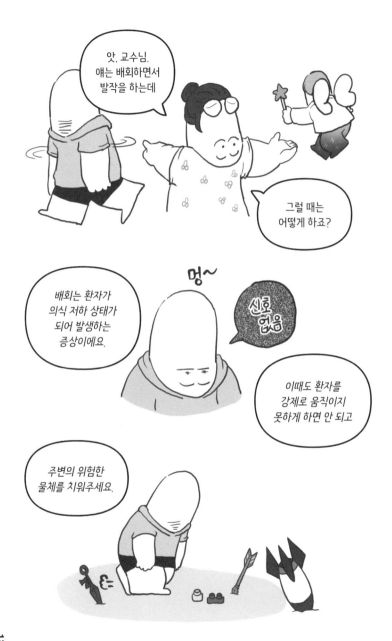

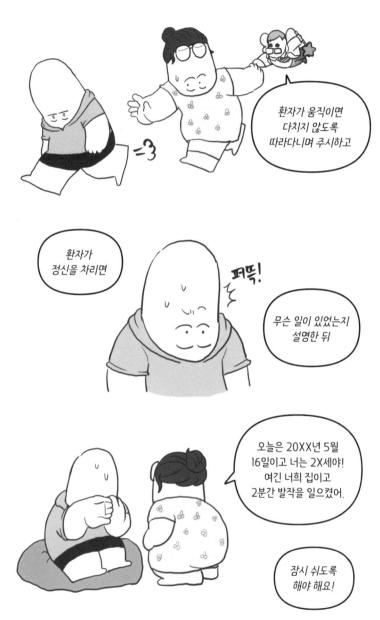

환자가 움직이면 다치지 않도록 따라다니며 주시하고

환자가 정신을 차리면

퍼뜩!

무슨 일이 있었는지 설명한 뒤

오늘은 20XX년 5월 16일이고 너는 2X세야! 여긴 너희 집이고 2분간 발작을 일으켰어.

잠시 쉬도록 해야 해요!

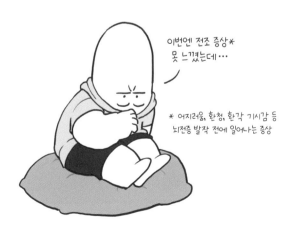

이번엔 전조 증상＊
못 느꼈는데…

＊ 어지러움, 환청, 환각 기시감 등
뇌전증 발작 전에 일어나는 증상

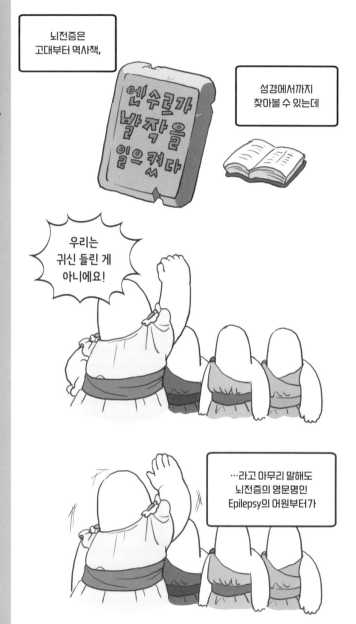

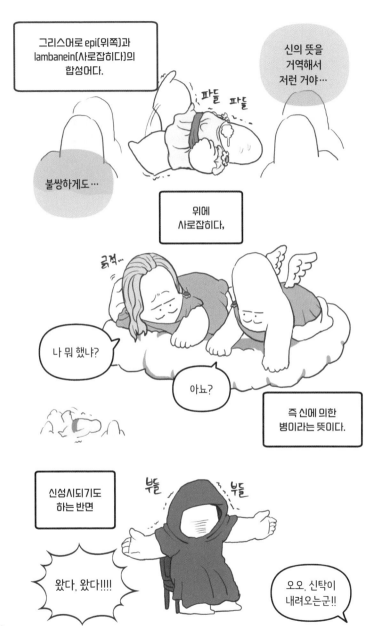

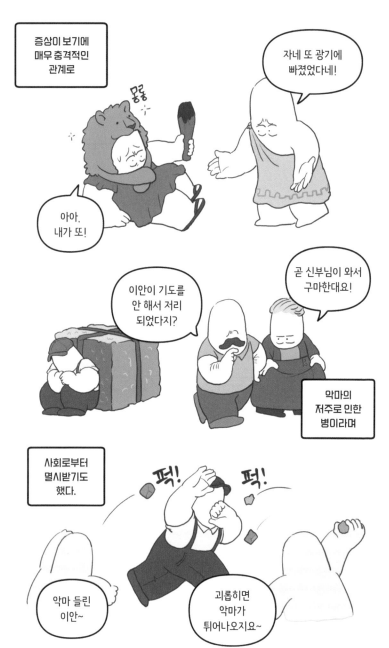

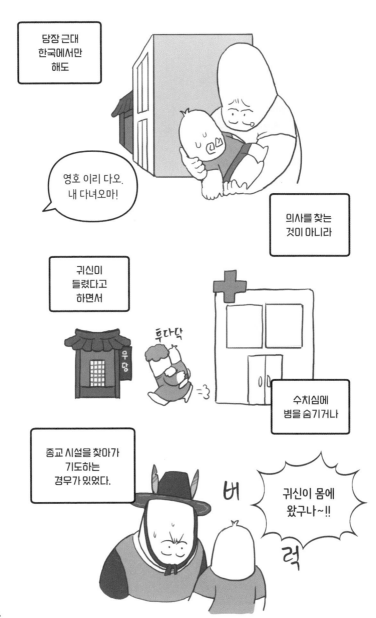

당장 근대 한국에서만 해도

영호 이리 다오. 내 다녀오마!

의사를 찾는 것이 아니라

귀신이 들렸다고 하면서

후다닥

우당

수치심에 병을 숨기거나

종교 시설을 찾아가 기도하는 경우가 있었다.

버 럭

귀신이 몸에 왔구나~!!

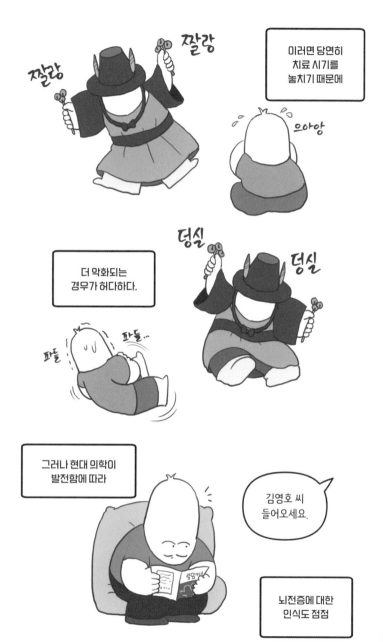

짤랑 짤랑 짤랑

으아앙

이러면 당연히
치료 시기를
놓치기 때문에

덩실 덩실

더 악화되는
경우가 허다하다.

파들 파들... 파들

그러나 현대 의학이
발전함에 따라

김영호 씨
들어오세요.

뇌전증에 대한
인식도 점점

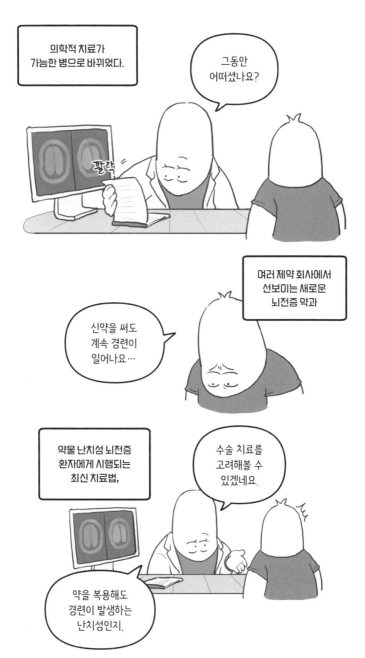

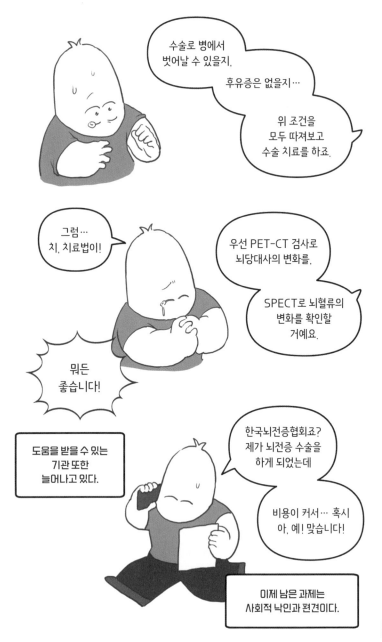

나았어요!

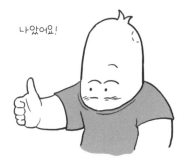

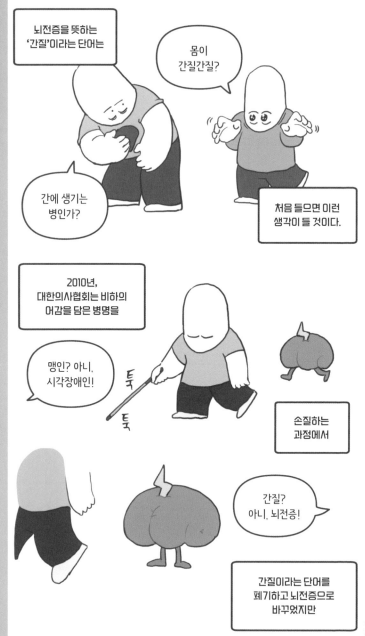

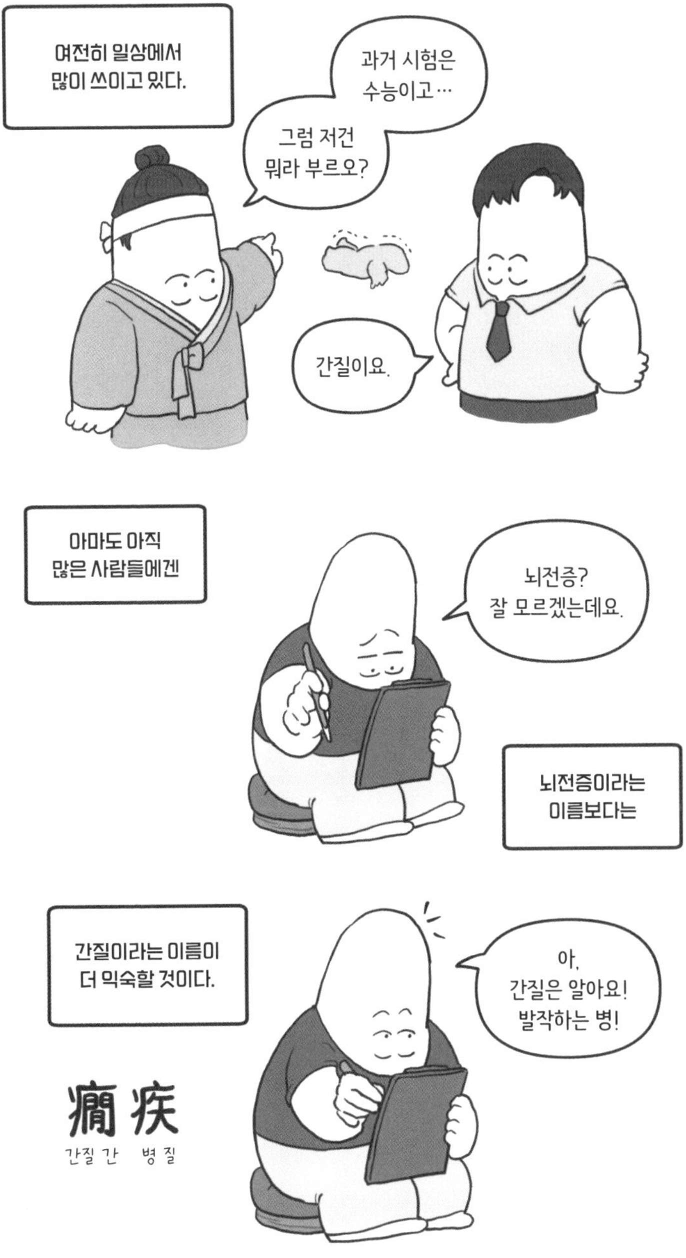
여전히 일상에서
많이 쓰이고 있다.
과거 시험은
수능이고…
그럼 저건
뭐라 부르오?
간질이요.
아마도 아직
많은 사람들에겐
뇌전증?
잘 모르겠는데요.
뇌전증이라는
이름보다는
간질이라는 이름이
더 익숙할 것이다.
아,
간질은 알아요!
발작하는 병!
癎 疾
간질 간 병 질

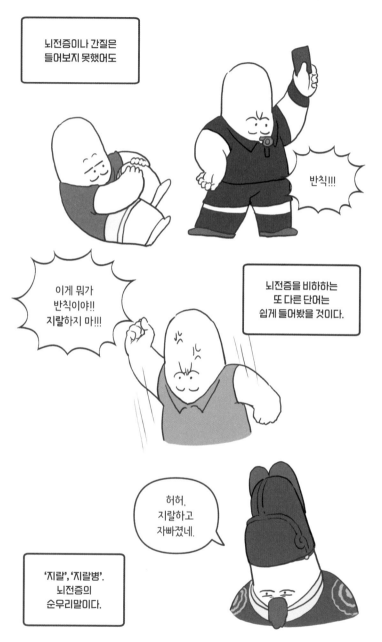

뇌전증이나 간질은
들어보지 못했어도

반칙!!!

이게 뭐가
반칙이야!!
지랄하지 마!!!

뇌전증을 비하하는
또 다른 단어는
쉽게 들어봤을 것이다.

허허,
지랄하고
자빠졌네.

'지랄', '지랄병'.
뇌전증의
순우리말이다.

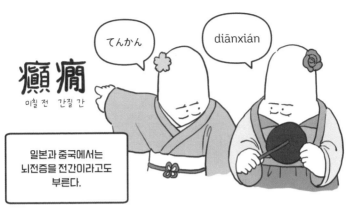

癲癇
미칠 전 간질 간

일본과 중국에서는 뇌전증을 전간이라고도 부른다.

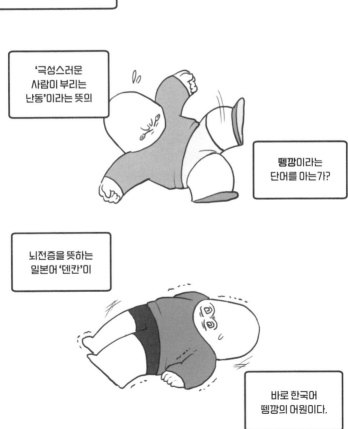

'극성스러운 사람이 부리는 난동'이라는 뜻의

뗑깡이라는 단어를 아는가?

뇌전증을 뜻하는 일본어 '덴칸'이

바로 한국어 뗑깡의 어원이다.

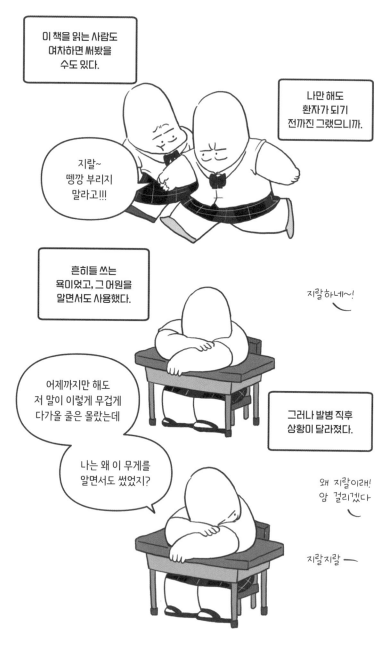

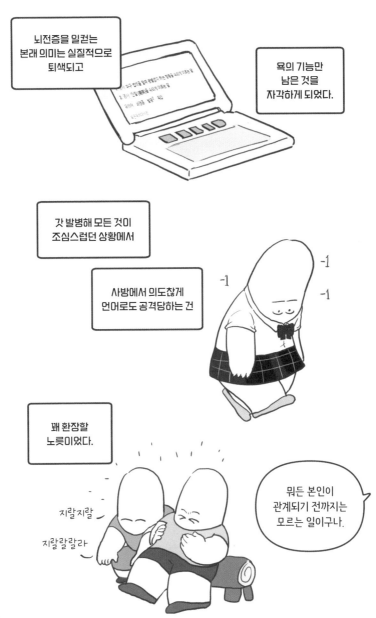

뇌전증을 일컫는
본래 의미는 실질적으로
퇴색되고

욕의 기능만
남은 것을
자각하게 되었다.

갓 발병해 모든 것이
조심스럽던 상황에서

사방에서 의도찮게
언어로도 공격당하는 건

-1

-1

-1

꽤 환장할
노릇이었다.

지랄지랄

지랄랄랄라

뭐든 본인이
관계되기 전까지는
모르는 일이구나.

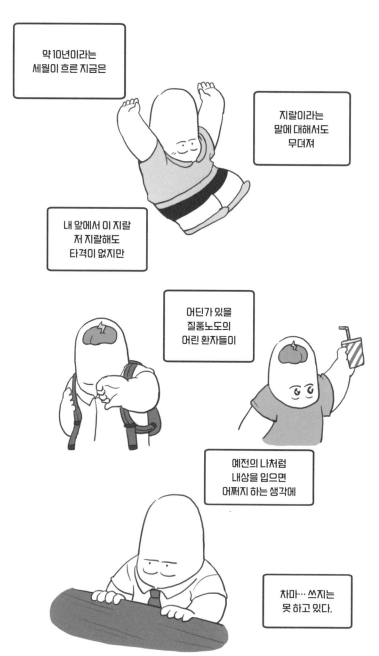

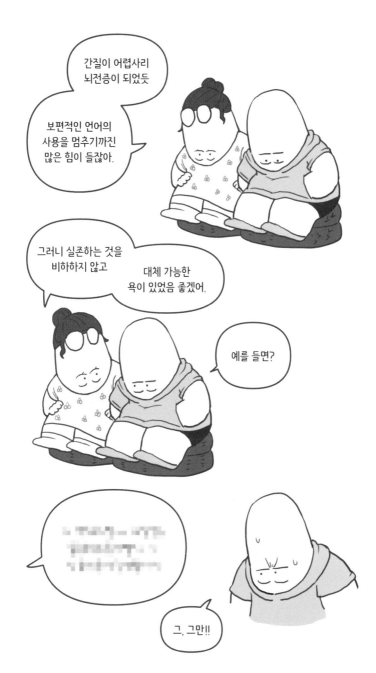

뇌전증과 병역기피

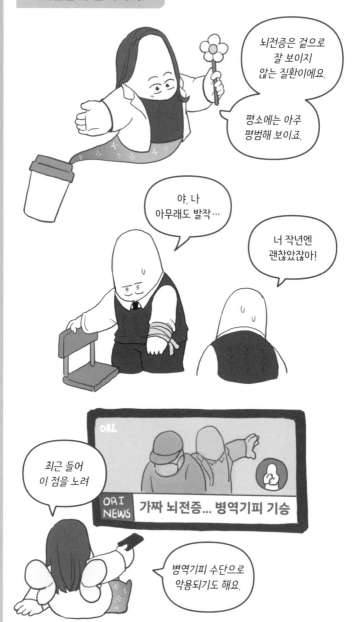

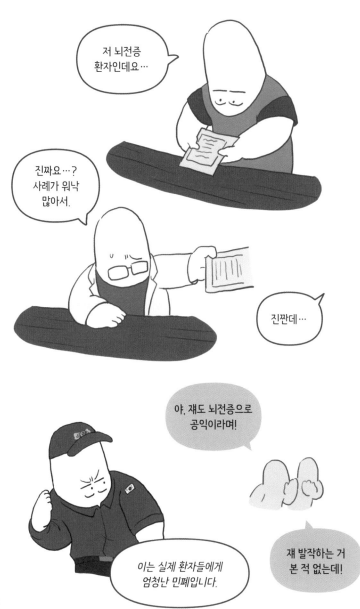

케톤식이란?

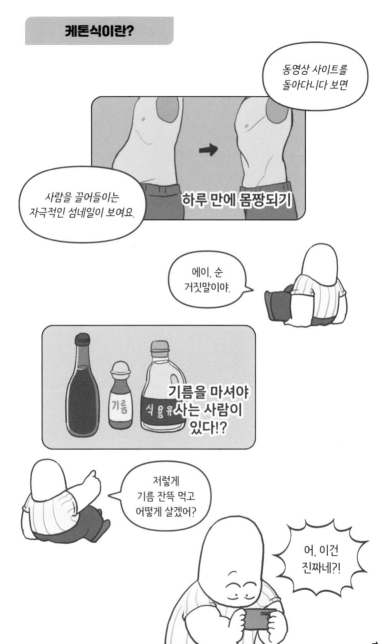

동영상 사이트를 돌아다니다 보면

사람을 끌어들이는 자극적인 섬네일이 보여요.

하루 만에 몸짱되기

에이, 순 거짓말이야.

기름을 마셔야 사는 사람이 있다!?

식용유 기름

저렇게 기름 잔뜩 먹고 어떻게 살겠어?

어, 이건 진짜네?!

하얀똥싸개
정말로 지방만 잔뜩 있는 식단이네;;;

노란부리대마왕
저거 왜 먹어요?

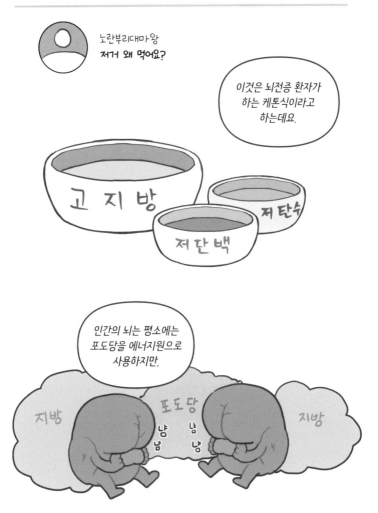

이것은 뇌전증 환자가
하는 케톤식이라고
하는데요.

고 지 방

저 단백

저 탄수

인간의 뇌는 평소에는
포도당을 에너지원으로
사용하지만,

지방

포도당
냠 냠

지방

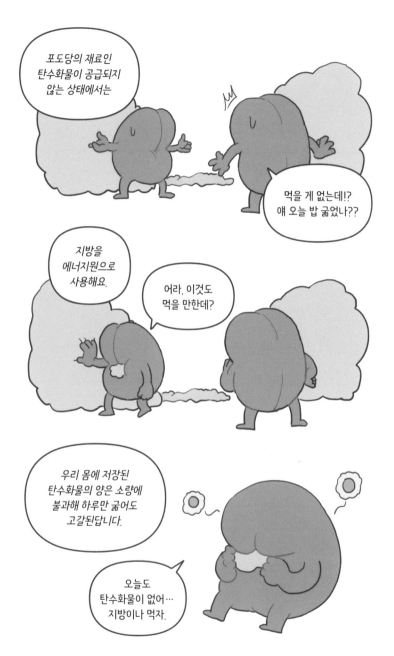

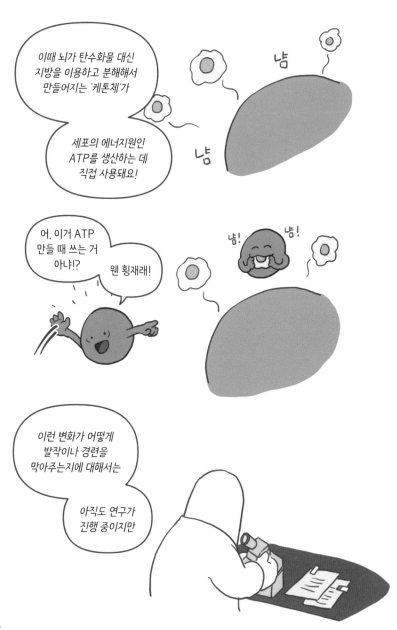

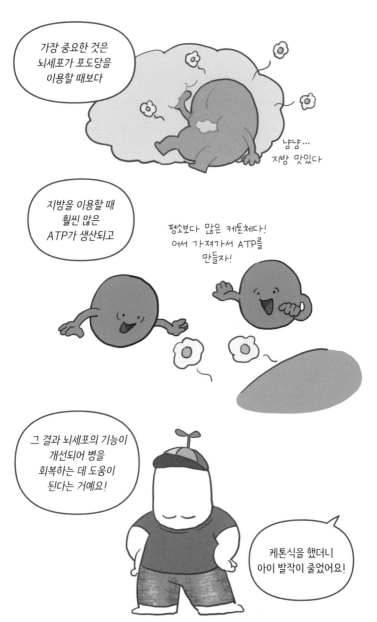

가장 중요한 것은
뇌세포가 포도당을
이용할 때보다

냠냠...
지방 맛있다

지방을 이용할 때
훨씬 많은
ATP가 생산되고

평소보다 많은 케톤체다!
어서 가져가서 ATP를
만들자!

그 결과 뇌세포의 기능이
개선되어 병을
회복하는 데 도움이
된다는 거예요!

케톤식을 했더니
아이 발작이 줄었어요!

뇌전증은 소아만 걸릴까요?

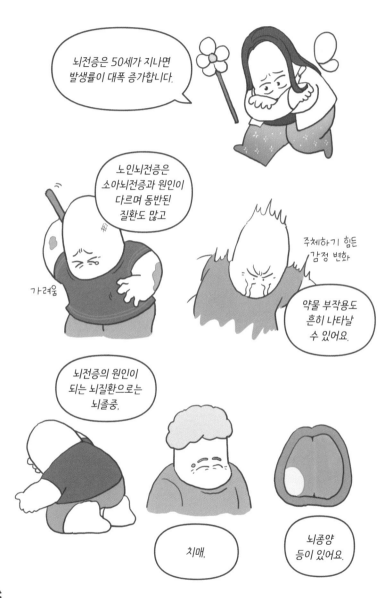

뇌전증은 50세가 지나면 발생률이 대폭 증가합니다.

노인뇌전증은 소아뇌전증과 원인이 다르며 동반된 질환도 많고

가려움

주체하기 힘든 감정 변화

약물 부작용도 흔히 나타날 수 있어요.

뇌전증의 원인이 되는 뇌질환으로는 뇌졸중,

치매,

뇌종양 등이 있어요.

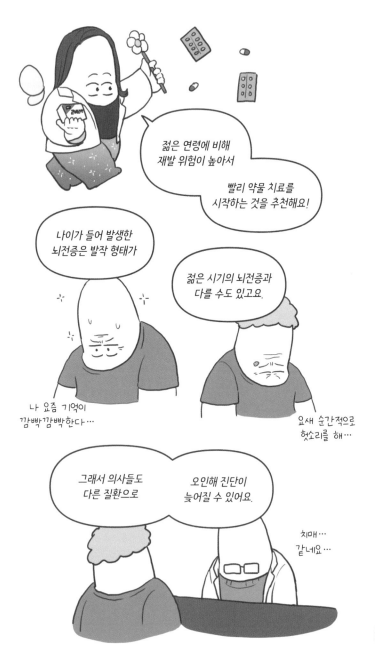

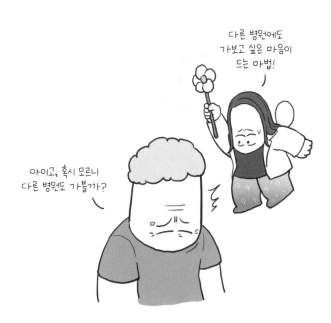

레
나
벨
로
빈
슨

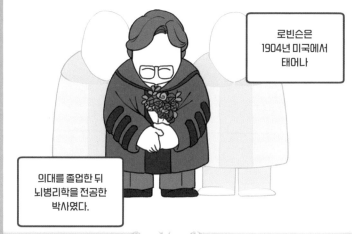

로빈슨은
1904년 미국에서
태어나

의대를 졸업한 뒤
뇌병리학을 전공한
박사였다.

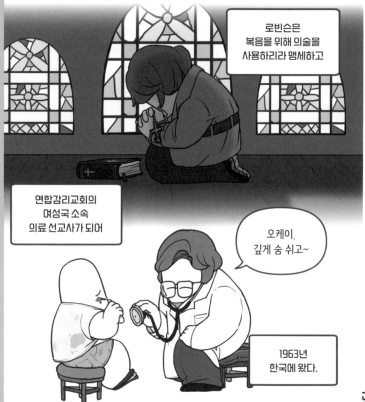

로빈슨은
복음을 위해 의술을
사용하리라 맹세하고

연합감리교회의
여성국 소속
의료 선교사가 되어

오케이,
깊게 숨 쉬고~

1963년
한국에 왔다.

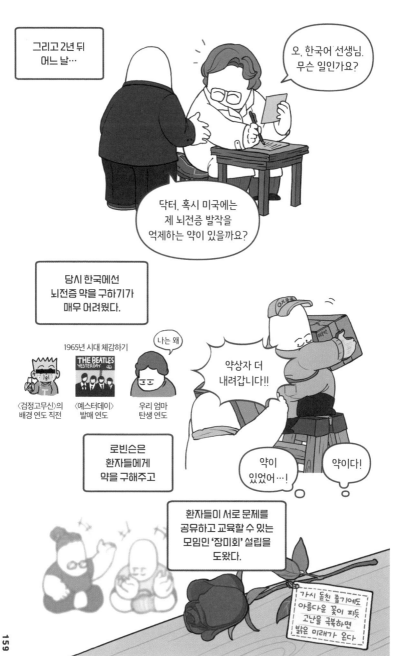

그리고 2년 뒤 어느 날…

오, 한국어 선생님. 무슨 일인가요?

닥터, 혹시 미국에는 제 뇌전증 발작을 억제하는 약이 있을까요?

당시 한국에선 뇌전증 약을 구하기가 매우 어려웠다.

1965년 시대 체감하기

〈검정고무신〉의 배경 연도 직전

〈예스터데이〉 발매 연도

우리 엄마 탄생 연도

나는 왜

약상자 더 내려갑니다!!

로빈슨은 환자들에게 약을 구해주고

약이 있었어…!

약이다!

환자들이 서로 문제를 공유하고 교육할 수 있는 모임인 '장미회' 설립을 도왔다.

가시 돋친 줄기에도 아름다운 꽃이 피듯 고난을 극복하면 밝은 미래가 온다

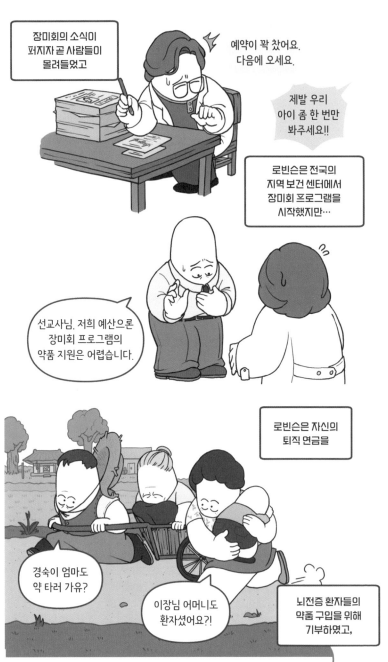

이는 환자들이
양지로 나오는
기회가 되었다.

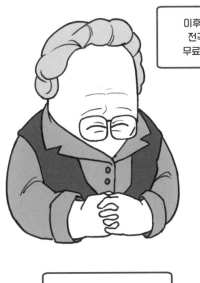

이후에도 로빈슨은
전국을 순회하며
무료 진료를 하다가

1994년, 91세의
나이로 고국인 미국으로
돌아갔다.

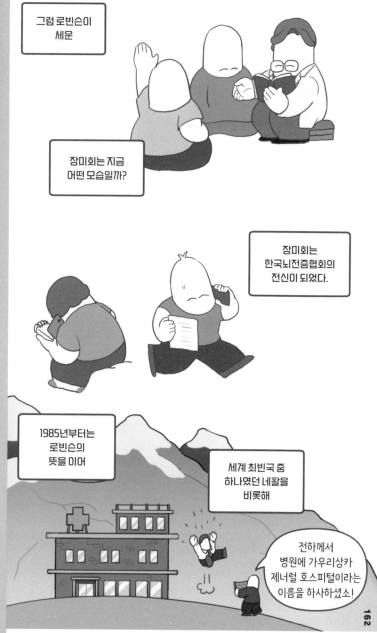

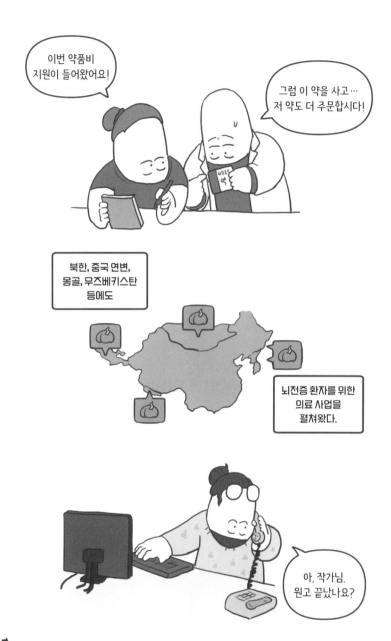

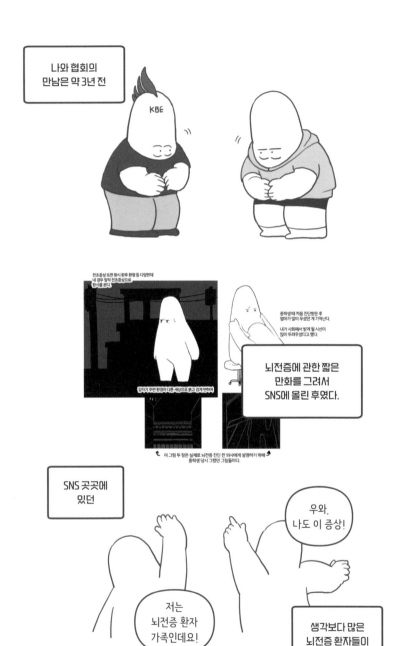

나와 협회의
만남은 약 3년 전

KBE

전조증상 또한 환시 환청 등 다양한데
내 경우 발작 전조증상으로
환시를 본다

중학생 때 처음 진단받은 후
엄마가 많이 우셨던 게 기억난다.

내가 사회에서 받게 될 시선이
많이 두려우셨다고 했다.

갑자기 주변 환경이 다른 세상으로 붉고 검게 변한다

뇌전증에 관한 짧은
만화를 그려서
SNS에 올린 후였다.

이 그림 두 장은 실제로 뇌전증 진단 전 의사에게 설명하기 위해
중학생 당시 그렸던 그림들이다.

SNS 곳곳에
있던

우와,
나도 이 증상!

저는
뇌전증 환자
가족인데요!

생각보다 많은
뇌전증 환자들이

164

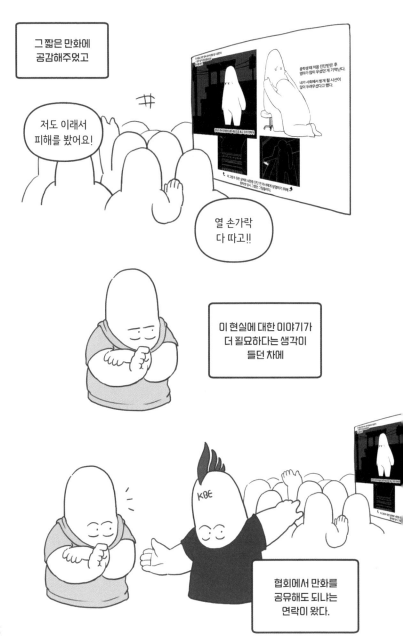

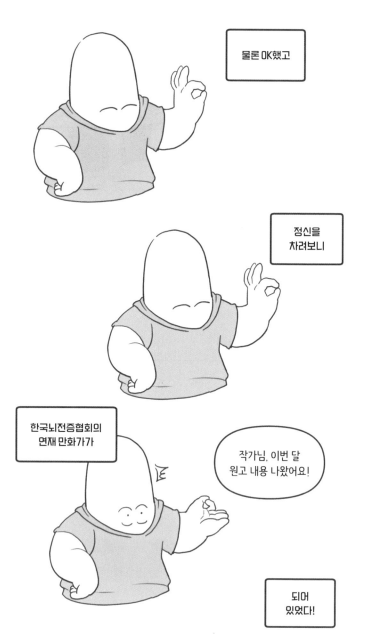

그래도 많은 분들이
내 만화를 보고

사람이
쓰러졌어!!

심폐소생술
시작해!

길거리에서
발작을 일으키는
환자에게

적절한 대응을
할 수 있었다며

뇌전증
발작이다!

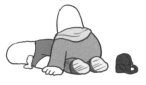

말해주는 게
너무 기뻤다.

STAY 함께!
SAFE 지켜주기!
SIDE 옆으로!

환자들이
안심할 수 있는
세상이 되길

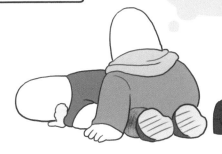

항상
바랐으니까!

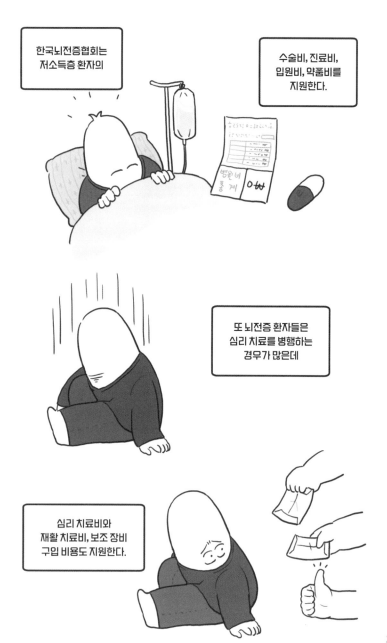

한국뇌전증협회는 저소득층 환자의

수술비, 진료비, 입원비, 약품비를 지원한다.

또 뇌전증 환자들은 심리 치료를 병행하는 경우가 많은데

심리 치료비와 재활 치료비, 보조 장비 구입 비용도 지원한다.

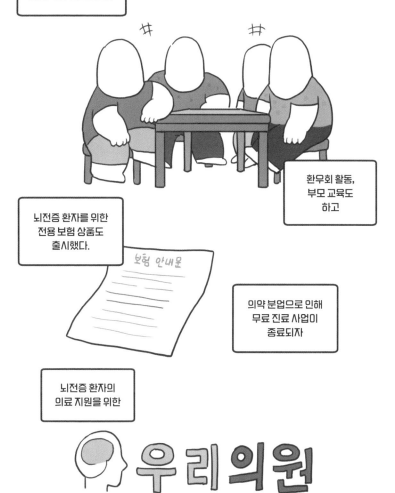

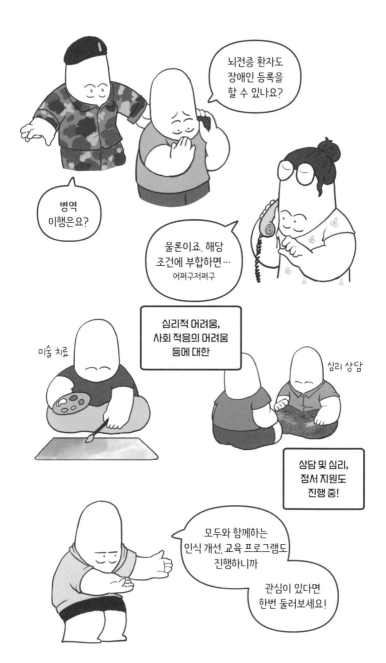

안녕하세요, 뇌가 가끔 찌릿찌릿해지는 작가 부엉이처방전입니다.

방금도 작가의 말을 쓰기 직전에 뇌전증 약을 한 알 먹고 왔어요.
적은 용량으로도 발작 조절이 가능해진 지금,
저는 누구보다 평범하게 살고 있습니다.
반려 오리 두 마리와 함께요!

처음 《뇌전증 일기》 출간을 제안받았을 때
이걸 제가 써도 될지 많은 고민을 했어요.
왜냐하면 저는 뇌전증 중에서도 약물로 잘 제어가 되는,
일종의 경증에 속했기 때문입니다.

환각을 보며 이리저리 돌아다니는데도,
환각에서 깨어나면 내가 누구인지도 잊어버린 채
착란에 빠져 어마어마한 두통을 느끼는데도 불구하고
이 정도가 경증인 지독한 병입니다.

치료를 위해 많은 병원을 전전하며
병원 로비에서 심한 발작을 일으키는 등 더 심각한 환자들도 봐왔습니다.

책을 집필하며 몇백만 원짜리 약을 사용해야 증상이 나아지는 환아부터,
장애인으로 등록될 만큼 중증인 환자의 사례까지 찾으면 찾을수록
저는 뇌전증이라는 병 자체로는
크게 고통받은 적이 없다는 사실을 실감했습니다.

그렇지만 출간에 대한 욕심은 버릴 수 없었습니다.
혼자 오래 고민했던 이야기들을
환자분들과 책을 읽는 독자분들께 털어놓고 싶었습니다.

편견 어리고 무지한 이들에게 상처받았던 이야기,
평범한 일들을 하루아침에 할 수 없게 되었을 때의 좌절…

먼저 출간 제안을 주셨던 편집자님의 말대로 방향성을
내게 있었던 일 + 사회적 시선 + 기타 등등… 으로 잡고자 했으나
국내에 간단히 읽기 좋은 정보성 뇌전증 책이 아직 없다는 사실부터 시작해
질병 특유의 증상으로 인해 환자에 대한 편견이 만연하다는 사실,
뇌에 발병하는 복잡한 병이라 환자조차도 모르는 정보들이
아직 많다는 사실까지!

제 안의 욕심쟁이가 이것저것 들먹이며
정보를 최대한 많이 실어보자고 부추겼습니다.
부족한 정보로 인한 피해가 제 안에서 꽤 트라우마가 되었나 봐요.

본편에서도 잠시 이야기했지만 제가 발병한 2010년엔
지금처럼 환자 커뮤니티가 활성화되어 있지도 않았고
그로 인해 가족들도 기초적인 정보(대처법, 환자들의 심리,
도움이나 상담할 수 있는 기관)를 찾는 것조차 어려워했어요.

심지어 당시 저희 집은 형편이 그리 좋지 않았어요.
지금은 급여지만 당시엔 뇌전증 약도 비급여로 아주아주 비쌌다고 합니다.
강원도 시골에 사는지라 서울 병원에 한 번 다녀오면 병원비분만 아니라
식비, 교통비까지 어마어마하게 들어갔어요!
도움이 될 만한 정보를 미리 알았더라면 병원에 갈 때마다
많은 돈을 절약할 수도 있었을 텐데…

내 질병에 관해 교사와 학생들이 조금이라도 알고
배려할 줄 알았더라면 내가 그런 일을 겪지는 않았을 텐데…

환자인 나마저도 몰랐던 대처법을 미리 알았더라면
길거리에서 발작을 일으키던 사람들을 조용히 도울 수 있었을 텐데…

약이 몸에 그렇게 다양한 영향을 미친다는 걸 그때 알았더라면
내가 가족들에게 큰 폐를 끼치고 상처줄 일은 없었을 텐데…

제 안의 욕심쟁이는 제가 뇌전증 관련 만화를 연재 중인
소식지 〈정담〉을 발행하는 한국뇌전증협회에 다짜고짜 여쭈었습니다.
뇌전증 관련 책을 출간하려는데 협회의 의사분들께
간단한 의료 지식에 대한 자문을 받을 수 있겠냐고요!

정말 감사하게도 세브란스 어린이병원 소아신경과 김흥동 교수님과
신희진 선생님께서 직접 꼼꼼히 자문하고 검수해 주셨습니다.

욕심쟁이답게 그 자문들은 모두 책 속에 녹여냈습니다.

이 자리를 빌려 선생님들께 다시 한번 감사드리며
커피포트랑 텀블러에 넣어서 죄송합니다.

난데없이 여쭈었는데도 친절하게 도와주신 한국뇌전증협회에도
정말 감사드립니다.

그리고 출간 제안을 주신 편집자님,
학창 시절의 정신적 지주이자
전문 지식을 아낌없이 활용해준 제 오랜 친구에게도
형용할 수 없을 만큼 큰 감사를 드립니다.

결국 처음의 기획 의도와는 다르게 사적인 이야기가
많이 배제된 채로 출간되었습니다.

사실 이 부분은 제가 겪은 일을 더 넣자면
책을 읽다가 난데없이 상처를 되새기게 될 분들이 있을까 싶어
조심스레 축소하기도 했습니다…

작가의 말을 쓰라는데 너무 횡설수설해 작가의 말보단
작가의 당나귀가 되었네요.

하지만 저는 엉뚱한 당나귀가 더 좋으니 괜찮습니다.
이 책을 읽는 분들 모두 행복한 나날 보내시길 바랍니다.

감사합니다.

2023년 봄
부엉이처방전

뇌전증은 원인, 증상 및 임상 경과가 다양한 만성 뇌질환입니다.
원인에 따라, 증상의 종류에 따라 치료 방법이 다르고 예후도 다양합니다.
뇌전증 진단을 받는 순간 당사자와 가족들은 당혹감에
사로잡히는 경우가 흔합니다. 자신의 병이 어떤 병인지,
어떤 원인으로 생긴 병인지, 어떤 치료가 필요한지,
예후는 어떤지 등에 대한 맞춤형 정보는 매우 제한적입니다.
인터넷에 떠돌아다니는 불완전한 의학 정보에 의지하다
치료 기회를 놓쳐 돌이킬 수 없는 장애를 갖게 되는 경우도 있고,
막연한 불안감에 사로잡혀 필요 이상의 과한 치료에
노출되는 경우도 있습니다.
뇌전증은 질병과 싸워가는 어려움 이외에도 질병을 알리는 데 대한 두려움,
예후에 대한 불확실성, 사회적 편견에 맞서 싸워야 하는 현실 등
이중 삼중의 고통을 함께 가지는 질환입니다.

뇌전증은 치료가 가능합니다.
전체 환자의 70퍼센트는 항발작약제의 복용으로
완벽한 조절이 가능하며,
나머지 30퍼센트의 약물 난치성 뇌전증도 식이요법,
수술 치료 등 여러 비약물 치료를 통해
건강을 되찾을 수 있습니다.

정확한 진단을 통하여 적합한 치료를
적절한 시기에 하는 것이 중요하며,
이를 위해서는 환자와 보호자들께서 쉽게 접할 수 있는
의학적 정보의 전달 및 공유가 필요합니다.
《뇌전증 일기》가 이러한 노력의 시초가 되길 바랍니다.

뇌전증은 우리 사회에서 아직까지도
사회 안전망이 작동하지 않는 복지 사각지대에 남아 있습니다.
잘못된 시선과 편견으로 취업, 교육, 대인 관계 등
기본적인 사회생활의 어려움이 존재하는 질환이기도 합니다.
또, 중증 뇌전증 환자는 긴 유병 기간 동안
집중적인 돌봄이 필요하지만 사회적 무관심으로 인하여
의료적, 경제적, 심리적 도움을 받지 못하고 있습니다.
《뇌전증 일기》는 환자와 가족들에게는
질병에 대한 이해에 도움을,
사회적으로는 인식 개선과 편견 극복이라는
중요한 메시지 전달을 함께 하는 책이 될 것입니다.

자문을 의뢰해주신 부엉이처방전 작가님께 감사드리며,
뇌전증 환자와 가족들이 질병에 의한 불이익 없이
사회적 편견과 낙인으로부터 자유로워지고
우리 사회의 구성원으로 건강한 삶을 유지할 수 있는
'EPITOPIA'가 하루라도 더 일찍 다가올 수 있도록
한국뇌전증협회도 지금까지와 같이
앞으로도 최선을 다하겠습니다.

2023년 봄
김흥동 신희진

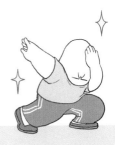

초판 1쇄 인쇄 2023년 3월 31일
초판 1쇄 발행 2023년 4월 12일

지은이 부엉이처방전
펴낸이 이승현

출판2 본부장 박태근
스토리 독자 팀장 김소연
편집 김해지
디자인 하은혜

펴낸곳 ㈜위즈덤하우스 **출판등록** 2000년 5월 23일 제13-1071호
주소 서울특별시 마포구 양화로 19 합정오피스빌딩 17층
전화 02) 2179-5600 **홈페이지** www.wisdomhouse.co.kr

ISBN 979-11-6812-507-0 03510